Schwangerschaft vorbereiten

für

Neue Eltern

Alles, was Sie für eine gesunde und selbstbewusste Schwangerschaft wissen müssen

Carmen R. Brown

INHALTSVERZEICHNIS

Einführung

Willkommensnachricht

Willkommen auf der spannenden Reise der Schwangerschaft! Egal, ob Sie zum ersten Mal Eltern werden oder Ihre Familie vergrößern, dieses Buch ist Ihr zuverlässiger Begleiter während des gesamten Prozesses. Die Schwangerschaft ist eine Zeit voller Freude, Vorfreude und unzähliger Fragen. Unser Ziel ist es, Ihnen das Wissen und die Unterstützung zu vermitteln, die Sie brauchen, um diese unglaubliche Zeit mit Zuversicht und Leichtigkeit zu meistern.

Von dem Moment an, in dem Sie mit der Planung Ihrer Schwangerschaft beginnen, bis zu dem Tag, an dem Sie Ihr Baby nach Hause bringen, deckt dieses Buch jede Phase ab. Wir wissen, dass jede Schwangerschaft einzigartig ist, und obwohl es keinen allgemeingültigen Leitfaden gibt, haben wir eine umfassende Quelle zusammengestellt, die allgemeine Erfahrungen und Sorgen behandelt. Wir hoffen, dass Sie sich durch die Lektüre dieses Buches besser auf die bevorstehenden Veränderungen und Meilensteine vorbereitet fühlen, mit praktischen Ratschlägen ausgestattet und durch die gemeinsamen Erfahrungen anderer beruhigt werden.

Der Zweck dieses Buches ist vielschichtig. Wir möchten Sie während Ihrer Schwangerschaft informieren, unterstützen und stärken. So hoffen wir, das zu erreichen:

1. **Informieren** : Unser Hauptziel ist es, Ihnen genaue und aktuelle Informationen über Schwangerschaft, Geburt und die ersten Jahre der Elternschaft zu geben. Eine Schwangerschaft kann erhebliche körperliche, emotionale und geistige Veränderungen mit sich bringen. Das Verständnis dieser Veränderungen kann Ängste lindern und Sie auf das Kommende vorbereiten. Von den biologischen Aspekten der Empfängnis bis zu den verschiedenen Stadien der fötalen Entwicklung bemühen wir uns, klare und detaillierte Erklärungen zu bieten, die Ihr Verständnis und Ihr Selbstvertrauen stärken.

2. **Unterstützung** : Neben der Bereitstellung von Informationen bieten wir praktische Ratschläge und Tipps zum Umgang mit den verschiedenen Aspekten der Schwangerschaft. Dazu gehören Ernährungs- und Bewegungsrichtlinien, der Umgang mit häufigen Schwangerschaftssymptomen, die Vorbereitung auf Wehen und Entbindung sowie das Verständnis der Erholung nach der Geburt. Wir geben auch Ratschläge zum Aufbau eines unterstützenden

Netzwerks, sowohl in Bezug auf medizinisches Fachpersonal als auch auf persönliche Beziehungen.

3. **Bestärken** : Wir ermutigen Sie, fundierte Entscheidungen über Ihre Schwangerschaft und Geburt zu treffen. Dazu gehört die Diskussion von Themen wie Geburtsplänen, Möglichkeiten der Schmerzbehandlung und der Bedeutung, sich im Gesundheitswesen für sich selbst einzusetzen. Indem wir Ihnen verschiedene Optionen und Überlegungen vorstellen, hoffen wir, Sie zu bestärken, die Entscheidung zu treffen, die sich für Sie und Ihr Baby am besten anfühlt.

4. **Beruhigen** : Ein zentraler Aspekt dieses Buches ist die Behandlung der üblichen Sorgen und Fragen, die viele werdende Eltern haben. Eine Schwangerschaft kann eine Zeit der Ungewissheit sein, und wir möchten, dass Sie wissen, dass Sie nicht allein sind. Viele Menschen haben die gleichen Gefühle und Erfahrungen wie Sie, und es gibt Antworten und Unterstützung für die Herausforderungen, denen Sie möglicherweise gegenüberstehen.

5. **Verbinden** : Es ist wichtig, die Bedeutung des Aufbaus eines Unterstützungsnetzwerks hervorzuheben, das Gesundheitsdienstleister, Familie und Freunde einschließt. Ein solides Unterstützungssystem kann einen erheblichen Unterschied in Ihrer Schwangerschaftserfahrung

ausmachen. Dieses Buch gibt Ihnen Anleitungen, wie Sie diese Verbindungen aufbauen und pflegen können, und stellt sicher, dass Sie die Hilfe und Ermutigung erhalten, die Sie auf Ihrem Weg benötigen.

Eine Schwangerschaft ist eine Zeit großer Veränderungen, und mit Veränderungen geht oft auch Unsicherheit einher. Dieses Buch soll Klarheit und Trost bieten und Ihnen helfen, die Zeit zu genießen und die Momente wertzuschätzen.

So verwenden Sie dieses Buch

Dieses Buch ist als umfassender Leitfaden konzipiert, den Sie während Ihrer Schwangerschaft jederzeit zu Rate ziehen können. Hier sind einige Tipps, wie Sie das Beste daraus machen können:

1. **Chronologisch lesen** : Sie können natürlich zu jedem Abschnitt springen, der Sie interessiert, aber wenn Sie das Buch von Anfang bis Ende lesen, erhalten Sie ein schrittweises Verständnis der Schwangerschaft. Jedes Kapitel baut auf dem vorherigen auf und bietet ein vollständiges Bild dessen, was Sie in jedem Trimester und darüber hinaus erwartet. Dieser Ansatz gibt Ihnen einen ganzheitlichen Überblick über die bevorstehende

Reise und hilft Ihnen, sich Schritt für Schritt vorzubereiten.

2. **Verwendung als Nachschlagewerk** : Wenn Sie spezielle Fragen oder Bedenken haben, verwenden Sie das Inhaltsverzeichnis oder den Index, um schnell die relevanten Abschnitte zu finden. Ob Sie mit morgendlicher Übelkeit zu kämpfen haben, sich über pränatale Tests Gedanken machen oder sich auf die Geburt vorbereiten, in den entsprechenden Kapiteln finden Sie detaillierte Informationen und Ratschläge. Dies macht das Buch zu einem praktischen Nachschlagewerk, das Sie zu Rate ziehen können, wenn eine Frage oder ein Anliegen aufkommt.

3. **Machen Sie sich Notizen** : Eine Schwangerschaft ist eine persönliche Erfahrung und was für eine Person funktioniert, funktioniert für eine andere vielleicht nicht. Machen Sie sich beim Lesen Notizen zu Tipps und Ratschlägen, die Ihnen zusagen. Sie können sich auch Fragen notieren, die Sie während Ihrer Vorsorgeuntersuchungen mit Ihrem Arzt besprechen möchten. Ein Tagebuch neben diesem Buch kann eine hilfreiche Methode sein, um Ihre Gedanken, Gefühle und Fragen im Verlauf Ihrer Schwangerschaft festzuhalten.

4. **Nutzen Sie Übungen und Checklisten** : Im gesamten Buch finden Sie verschiedene Übungen,

Checklisten und Vorlagen, die Ihnen bei der Planung und Vorbereitung helfen sollen. Nutzen Sie diese Tools, um Ihre Gedanken zu ordnen und Ihren Fortschritt zu verfolgen. Eine Vorlage für einen Geburtsplan kann Ihnen beispielsweise dabei helfen, Ihre Präferenzen für Wehen und Entbindung darzulegen, während Checklisten dafür sorgen können, dass Sie wichtige Aufgaben nicht vergessen, wenn Ihr Entbindungstermin näher rückt.

5. **Treten Sie der Community bei** : Am Ende des Buches haben wir einen Abschnitt zu Ressourcen und Unterstützung hinzugefügt, einschließlich empfohlener Bücher, Websites und Selbsthilfegruppen. Der Kontakt mit anderen, die ähnliche Erfahrungen machen, kann zusätzliche Unterstützung und Ermutigung bieten. Ob in Online-Foren, lokalen Elterngruppen oder Geburtsvorbereitungskursen – der Aufbau einer Community kann einen großen Unterschied für Ihre Schwangerschaftserfahrung bedeuten.

6. **Bleiben Sie informiert** : Die Schwangerschaftsforschung entwickelt sich ständig weiter. Obwohl dieses Buch einen umfassenden Überblick bietet, ist es wichtig, über neue Entwicklungen auf dem Laufenden zu bleiben. Sprechen Sie regelmäßig mit Ihrem Arzt und konsultieren Sie seriöse Quellen, um die neuesten

Informationen zu erhalten. Dieses kontinuierliche Lernen wird Ihnen helfen, sich während Ihrer Schwangerschaft sicherer und leistungsfähiger zu fühlen.

7. **Vertrauen Sie sich selbst** : Obwohl wir Ihnen eine Fülle von Informationen und Ratschlägen bieten, denken Sie daran, dass Sie Ihren Körper und Ihre Bedürfnisse am besten kennen. Verwenden Sie dieses Buch als Leitfaden, aber vertrauen Sie Ihrem Instinkt und treffen Sie Entscheidungen, die sich für Sie und Ihr Baby richtig anfühlen. Jede Schwangerschaft ist einzigartig und das Wichtigste ist, dass Sie sich bei Ihren Entscheidungen unterstützt und bestärkt fühlen.

Machen Sie das Beste aus Ihrer Schwangerschaft

Ihre Schwangerschaft ist eine einzigartige und persönliche Erfahrung und wir möchten, dass dieses Buch Sie bei jedem Schritt auf diesem Weg unterstützt und Ihnen wertvolle Informationen liefert. Hier sind einige abschließende Tipps, wie Sie das Beste daraus machen können:

- **Bleiben Sie positiv** : Eine Schwangerschaft kann überwältigend sein, aber versuchen Sie, sich auf die positiven Aspekte zu konzentrieren. Feiern Sie die Meilensteine, egal wie klein sie sind, und nehmen Sie sich Zeit, den unglaublichen Prozess zu würdigen, den Ihr Körper durchmacht. Eine positive Einstellung kann einen großen Unterschied darin machen, wie Sie die Schwangerschaft erleben.

- **Bleiben Sie in Verbindung** : Teilen Sie Ihre Erfahrungen und Gefühle mit Ihrem Partner, Ihrer Familie und Ihren Freunden. Der Aufbau eines Unterstützungsnetzwerks kann emotionale und praktische Unterstützung bieten und die Reise einfacher machen. Zögern Sie nicht, andere um Hilfe oder Gesellschaft zu bitten.

- **Bleiben Sie gesund** : Befolgen Sie die Richtlinien und Ratschläge im Buch zu Ernährung, Bewegung und Schwangerschaftsvorsorge. Wenn Sie auf Ihre körperliche Gesundheit achten, wirkt sich dies positiv auf Ihr emotionales und geistiges Wohlbefinden aus. Regelmäßige Kontrolluntersuchungen, eine ausgewogene Ernährung und Bewegung sind wichtige Bestandteile einer gesunden Schwangerschaft.

- **Bleiben Sie flexibel** : Eine Schwangerschaft verläuft selten genau wie geplant, also bleiben Sie flexibel und offen für Veränderungen. Passen Sie sich nach Bedarf an und suchen Sie Hilfe, wenn Sie auf Herausforderungen stoßen. Ob Sie Ihren Geburtsplan anpassen oder Unterstützung bei unerwarteten Symptomen suchen, Anpassungsfähigkeit wird Ihnen helfen, die Höhen und Tiefen der Schwangerschaft zu meistern.

- **Bleiben Sie informiert** : Informieren Sie sich während Ihrer Schwangerschaft weiter und stellen Sie Fragen. Je mehr Sie wissen, desto besser können Sie die besten Entscheidungen für sich und Ihr Baby treffen. Wissen ist Macht, und wenn Sie informiert bleiben, haben Sie mehr Kontrolle.

Wir hoffen, dass dieses Buch Ihnen als ständiger Begleiter zur Seite steht und Ihnen die Informationen, die Zuversicht und die Unterstützung bietet, die Sie brauchen, um Ihre Schwangerschaft voller Selbstvertrauen und Freude zu meistern. Herzlichen Glückwunsch zu Ihrer Schwangerschaft und wir wünschen Ihnen alles Gute auf dieser unglaublichen Reise!

Kapitel 1: Planung vor der Empfängnis

Bedeutung der Gesundheit vor der Empfängnis

Der Weg zum Elternsein ist eine aufregende und einschneidende Zeit, die aber auch ihre eigenen Herausforderungen und Verantwortungen mit sich bringt. Einer der wichtigsten Schritte auf diesem Weg ist sicherzustellen, dass Sie vor der Empfängnis in bestmöglicher Gesundheit sind. Die Gesundheit vor der Empfängnis bezieht sich auf Ihren Gesundheitszustand vor der Schwangerschaft und spielt eine wichtige Rolle für die Gesundheit und Entwicklung Ihres zukünftigen Babys.

Warum Gesundheit vor der Empfängnis wichtig ist

Die Gesundheit vor der Empfängnis ist aus mehreren Gründen wichtig:

1. **Reduzierung der Risiken für Mutter und Kind** : Eine gute Gesundheit vor der Empfängnis kann das Risiko von Komplikationen während der Schwangerschaft und der Geburt, wie Präeklampsie, Schwangerschaftsdiabetes und Frühgeburten, verringern. Sie trägt auch zur gesunden Entwicklung des Babys bei.

2. **Verbesserung der Fruchtbarkeit** : Ein gesunder Lebensstil, einschließlich einer ausgewogenen

Ernährung, regelmäßiger Bewegung und der Vermeidung schädlicher Substanzen, kann die Fruchtbarkeit beider Partner verbessern. Er erhöht die Chancen, schwanger zu werden und eine gesunde Schwangerschaft aufrechtzuerhalten.

3. **Früherkennung und Behandlung von Gesundheitsproblemen** : Die Behandlung bereits bestehender Gesundheitsprobleme oder Risiken vor der Schwangerschaft kann Komplikationen vorbeugen. Erkrankungen wie Diabetes, Bluthochdruck und Schilddrüsenerkrankungen können durch frühzeitiges Eingreifen effektiver behandelt werden.

4. **Genetische Gesundheit** : Das Verstehen und Ansprechen genetischer Risiken vor der Schwangerschaft kann die Übertragung genetischer Störungen verhindern. Genetische Untersuchungen können potenzielle Probleme identifizieren, die mit geeigneten medizinischen Eingriffen behandelt werden können.

5. **Emotionale und mentale Vorbereitung** : Eine gute körperliche Gesundheit korreliert oft mit einem besseren emotionalen und mentalen Wohlbefinden, was während der anstrengenden Phasen der Schwangerschaft und der ersten Jahre der Elternschaft von entscheidender Bedeutung ist.

Wenn Sie Maßnahmen ergreifen, um Ihre Gesundheit vor der Empfängnis zu verbessern, ist dies ein proaktiver Ansatz, um eine reibungslose Schwangerschaft und ein gesünderes Baby sicherzustellen. Dieses Kapitel führt Sie durch die verschiedenen Aspekte der Gesundheit vor der Empfängnis und beginnt mit der Beratung vor der Empfängnis.

Beratung vor der Empfängnis

Eine Beratung vor der Empfängnis ist ein wichtiger Schritt für alle, die eine Schwangerschaft planen. Dabei treffen Sie sich mit einem Arzt, um Ihren Gesundheitszustand, Ihren Lebensstil und alle Faktoren zu besprechen, die Ihre Schwangerschaft beeinflussen könnten. Diese Beratungssitzung hilft dabei, Risiken zu erkennen und zu mindern, informiert Sie und plant eine gesunde Schwangerschaft.

der Beratung vor der Empfängnis erwartet

Während einer Beratungssitzung vor der Empfängnis wird Ihr Arzt verschiedene Aspekte Ihrer Gesundheit und Ihres Lebensstils besprechen:

1. **Persönliche Krankengeschichte** : Ihr Arzt wird Sie nach eventuellen chronischen Erkrankungen fragen, wie Epilepsie, Diabetes, Bluthochdruck, Anämie

oder Allergien. Es ist wichtig, diese Erkrankungen bereits vor der Empfängnis wirksam zu behandeln, um Risiken während der Schwangerschaft zu verringern.

2. **Derzeitige Medikamente** : Sie müssen alle Medikamente besprechen, die Sie derzeit einnehmen, einschließlich rezeptfreier Medikamente und Nahrungsergänzungsmittel. Einige Medikamente können die Fruchtbarkeit beeinträchtigen oder während der Schwangerschaft nicht sicher sein. Ihr Arzt kann Ihnen bei Bedarf sicherere Alternativen vorschlagen.

3. **Vorherige Operationen und frühere Schwangerschaften** : Alle vorherigen Operationen, insbesondere solche, die das Fortpflanzungssystem betrafen, werden überprüft. Wenn Sie frühere Schwangerschaften hatten, einschließlich etwaiger Komplikationen wie Fehlgeburten oder Frühgeburten, werden diese besprochen, um ein gesünderes Ergebnis für zukünftige Schwangerschaften zu planen.

4. **Familienanamnese** : Eine Beurteilung der Krankengeschichte von Mutter und Vater hilft dabei, genetische oder erbliche Erkrankungen zu identifizieren, die Ihre Schwangerschaft oder die Gesundheit Ihres Babys beeinträchtigen könnten.

Erkrankungen wie Bluthochdruck, Diabetes und Geburtsfehler werden notiert.

5. **Genetisches Screening** : Basierend auf Ihrer Kranken- und Familiengeschichte können genetische Beratung und Screening-Tests empfohlen werden. Dies kann dazu beitragen, das Risiko vererbter genetischer Erkrankungen wie Sichelzellenanämie, Tay -Sachs-Krankheit oder Mukoviszidose zu ermitteln.

6. **Impfstatus** : Ihr Arzt wird sicherstellen, dass Sie über die neuesten Impfungen verfügen, die für eine gesunde Schwangerschaft entscheidend sind, wie Röteln (Röteln) und Varizellen (Windpocken). Wenn Sie gegen diese Krankheiten nicht immun sind, sollten Sie sich mindestens einen Monat vor dem Kinderwunsch impfen lassen.

7. **Lebensstilfaktoren** : Die Gespräche umfassen Ihre Ernährung, Ihre Trainingsgewohnheiten, Ihren Substanzkonsum (wie Rauchen oder Alkohol) und alle anderen Lebensstilfaktoren, die Ihre Schwangerschaft beeinflussen könnten. Ihr Arzt wird Ihnen Ratschläge zu gesundheitsfördernden Veränderungen geben, um Ihre Fruchtbarkeit und den Schwangerschaftsverlauf zu optimieren.

8. **Psychische Gesundheit** : Die psychische und emotionale Gesundheit ist gleichermaßen wichtig. Ihr Arzt kann Sie auf Depressionen, Angstzustände

und andere psychische Probleme untersuchen. Er kann Ihnen Ressourcen und Unterstützung anbieten, um sicherzustellen, dass Sie emotional auf die Schwangerschaft vorbereitet sind.

Vorteile der Beratung vor der Empfängnis

Die Beratung vor der Empfängnis bietet zahlreiche Vorteile:

1. **Personalisierte Betreuung** : Die Beratungssitzung bietet maßgeschneiderte Ratschläge und Interventionen basierend auf Ihrem individuellen Gesundheitszustand und Lebensstil. Dieser personalisierte Ansatz stellt sicher, dass spezifische Risiken effektiv angegangen werden.
2. **Präventive Gesundheit** : Frühzeitiges Erkennen und Behandeln potenzieller Gesundheitsprobleme kann Komplikationen während der Schwangerschaft vorbeugen. Beispielsweise kann die Kontrolle des Blutzuckerspiegels bei Frauen mit Diabetes das Risiko von Geburtsfehlern verringern.
3. **Informierte Entscheidungsfindung** : Durch die Beratung erhalten Sie das nötige Wissen, um fundierte Entscheidungen über Ihre Gesundheit und Schwangerschaft zu treffen. Wenn Sie die Risiken und Vorteile verschiedener Eingriffe verstehen,

können Sie proaktiv Schritte für eine gesunde Schwangerschaft unternehmen.

4. **Seelenfrieden** : Das Wissen, dass Sie vor der Schwangerschaft Schritte zur Optimierung Ihrer Gesundheit unternommen haben, kann Ihnen Seelenfrieden geben und Ängste reduzieren. Wenn Sie gut vorbereitet sind, können Sie sich darauf konzentrieren, Ihre Schwangerschaft zu genießen.

5. **Verbesserte Ergebnisse** : Studien haben gezeigt, dass eine Beratung vor der Empfängnis die Schwangerschaftsergebnisse verbessert. Frauen, die vor der Empfängnis beraten werden, haben eher eine gesunde Schwangerschaft und bringen gesunde Babys zur Welt.

Medizinische und familiäre Vorgeschichte

Das Verständnis Ihrer Kranken- und Familiengeschichte ist ein Eckpfeiler der präkonzeptionellen Planung. Es liefert wertvolle Einblicke in mögliche Risiken und hilft bei der Ausarbeitung eines umfassenden Plans für eine gesunde Schwangerschaft.

Persönliche Krankengeschichte

Ihre persönliche Krankengeschichte umfasst alle chronischen Erkrankungen, frühere Operationen und frühere Schwangerschaften. Hier sind einige wichtige Aspekte, die Sie berücksichtigen sollten:

1. **Chronische Erkrankungen** : Erkrankungen wie Diabetes, Bluthochdruck, Schilddrüsenerkrankungen, Epilepsie und Asthma müssen vor der Schwangerschaft gut kontrolliert werden. Schlecht behandelte Erkrankungen können zu Komplikationen wie Präeklampsie, Frühgeburten und angeborenen Anomalien führen.

2. **Derzeit eingenommene Medikamente** : Manche Medikamente können die Fruchtbarkeit beeinträchtigen oder sind während der Schwangerschaft nicht sicher. Ihr Arzt wird Ihre Medikamente überprüfen und Ihnen bei Bedarf sicherere Alternativen vorschlagen. Setzen Sie verschriebene Medikamente niemals ohne Rücksprache mit Ihrem Arzt ab.

3. **Vorherige Operationen** : Operationen, insbesondere solche an den Fortpflanzungsorganen, können die Fruchtbarkeit und Schwangerschaft beeinträchtigen. Besprechen Sie alle vorherigen Operationen mit Ihrem Arzt, um deren Auswirkungen zu verstehen.

4. **Frühere Schwangerschaften** : Wenn Sie bereits früher schwanger waren und dabei Komplikationen wie Fehlgeburten, Frühgeburten oder

Schwangerschaftsdiabetes hatten, wird Ihr Arzt diese Faktoren in Ihrem Schwangerschaftsplan berücksichtigen. Das Verständnis früherer Probleme hilft bei der Planung eines gesünderen Ergebnisses bei zukünftigen Schwangerschaften.

Familienanamnese

Die Krankengeschichte der Familie gibt Aufschluss über genetische Erkrankungen und Erbrisiken. Sowohl die Krankengeschichte der Mutter als auch die des Vaters sind wichtig:

1. **Genetische Störungen** : Bestimmte genetische Störungen können vererbt werden, wie Sichelzellenanämie, Mukoviszidose und Tay -Sachs-Krankheit. Wenn Sie die genetische Vorgeschichte Ihrer Familie kennen, können Sie das Risiko einschätzen, diese Krankheiten an Ihr Kind weiterzugeben.
2. **Chronische Erkrankungen** : Erkrankungen wie Diabetes, Bluthochdruck und Herzkrankheiten können eine genetische Komponente haben. Wenn Sie wissen, ob diese Erkrankungen in Ihrer Familie häufig vorkommen, können Sie frühzeitig eine Überwachung und Intervention durchführen.
3. **Geburtsfehler und geistige Behinderungen** : Wenn es in Ihrer Familie Geburtsfehler oder geistige

Behinderungen gibt, besprechen Sie diese mit Ihrem
Arzt. Frühe Untersuchungen und Interventionen
können helfen, diese Risiken zu kontrollieren.

Bedeutung genauer Informationen

Es ist von entscheidender Bedeutung, genaue und
detaillierte Informationen zu Ihrer Kranken- und
Familiengeschichte bereitzustellen. Dadurch kann Ihr Arzt:

1. **Risiken erkennen** : Durch die frühzeitige
   Erkennung potenzieller Risiken sind rechtzeitige
   Eingriffe möglich, um Komplikationen vorzubeugen.
2. **Planen Sie ein Screening** : Genetische Screenings
   und andere Tests können auf der Grundlage Ihrer
   Krankengeschichte geplant werden, um
   sicherzustellen, dass etwaige Probleme frühzeitig
   erkannt werden.
3. **Bieten Sie maßgeschneiderte Beratung** : Sie
   können personalisierte Empfehlungen erhalten, um
   Ihre Gesundheit und den Verlauf der
   Schwangerschaft zu optimieren.
4. **Behandlung chronischer Erkrankungen** : Eine
   wirksame Behandlung chronischer Erkrankungen
   verringert das Risiko von Komplikationen während
   der Schwangerschaft.

Genetische Untersuchungen sind ein wesentlicher Bestandteil der Schwangerschaftsplanung. Dabei werden Tests auf bestimmte genetische Störungen durchgeführt, die an Ihr Kind weitergegeben werden könnten. Wenn Sie das Risiko dieser Störungen kennen, können Sie fundierte Entscheidungen über Ihre Schwangerschaft treffen und Maßnahmen ergreifen, um mögliche Probleme zu bewältigen.

Was ist ein genetisches Screening?

Genetische Screeningtests analysieren Ihre DNA, um Mutationen oder Veränderungen in bestimmten Genen zu identifizieren, die genetische Störungen verursachen können. Diese Tests können an einer Blut- oder Speichelprobe durchgeführt werden und geben Aufschluss über Ihr Risiko, ein Kind mit einer genetischen Erkrankung zu bekommen.

Häufige genetische Störungen

Zu den häufigsten genetischen Störungen, auf die gescreent werden kann, gehören:

1. **Mukoviszidose** : Eine Erkrankung, die die Atemwege und das Verdauungssystem

beeinträchtigt. Sie wird durch Mutationen im CFTR-Gen verursacht.

2. **Sichelzellenanämie** : Eine Blutkrankheit, die zur Deformation und zum Zerfall der roten Blutkörperchen führt. Sie wird durch eine Mutation im HBB-Gen verursacht.

3. **Tay -Sachs-Krankheit** : Eine Erkrankung, die Nervenzellen im Gehirn und Rückenmark zerstört. Sie wird durch Mutationen im HEXA-Gen verursacht.

4. **Thalassämie** : Eine Blutkrankheit, die dazu führt, dass der Körper eine abnormale Form von Hämoglobin produziert. Sie wird durch Mutationen in den Genen HBA1, HBA2 oder HBB verursacht.

5. **Fragiles-X-Syndrom** : Eine genetische Erkrankung, die zu geistiger Behinderung und Entwicklungsverzögerungen führt. Sie wird durch Mutationen im FMR1-Gen verursacht.

Wer sollte ein genetisches Screening in Betracht ziehen?

Ein genetisches Screening wird empfohlen für:

1. **Paare mit genetischen Erkrankungen in der Familie** : Wenn in Ihrer oder der Familie Ihres Partners genetische Erkrankungen aufgetreten sind, kann ein Screening dabei helfen, das Risiko einer

Vererbung dieser Erkrankungen an Ihr Kind einzuschätzen.

2. **Paare aus ethnischen Hochrisikogruppen : Bestimmte genetische Störungen kommen in bestimmten ethnischen Gruppen häufiger vor. So tritt** die Tay -Sachs-Krankheit beispielsweise häufiger bei Personen aschkenasischer jüdischer Abstammung auf.

3. **Paare mit früheren Schwangerschaftskomplikationen** : Wenn bei einer Ihrer früheren Schwangerschaften eine genetische Störung oder ein Geburtsfehler aufgetreten ist, kann ein genetisches Screening dabei helfen, die zugrunde liegenden genetischen Ursachen zu ermitteln.

4. **Alle Paare, die eine Schwangerschaft planen** : Auch wenn in Ihrer Familie keine genetischen Erkrankungen bekannt sind, kann ein genetisches Screening wertvolle Informationen über Ihr Risiko liefern.

Arten von genetischen Screeningtests

1. **Trägerscreening** : Tests, um festzustellen, ob Sie das Gen für eine rezessive genetische Störung tragen. Träger zeigen normalerweise keine Symptome, können das Gen aber an ihre Kinder weitergeben.

2. **Präimplantationsdiagnostik (PID)** : Wird in Verbindung mit der In-vitro-Fertilisation (IVF)

verwendet, um Embryonen vor der Implantation auf genetische Störungen zu testen.

3. **Pränatales Screening** : Tests, die während der Schwangerschaft durchgeführt werden, um genetische Erkrankungen beim Fötus festzustellen. Dazu gehören nichtinvasive pränatale Tests (NIPT), Chorionzottenbiopsie (CVS) und Amniozentese.

Vorteile des genetischen Screenings

1. **Informierte Entscheidungsfindung** : Wenn Sie Ihr genetisches Risiko kennen, können Sie fundierte Entscheidungen bezüglich Ihrer Schwangerschaft treffen. Dazu gehört auch die Entscheidung, ob Sie zusätzliche Tests durchführen lassen oder reproduktive Optionen wie eine IVF mit PGT in Betracht ziehen.

2. **Frühzeitiges Eingreifen** : Eine frühzeitige Erkennung genetischer Störungen ermöglicht ein frühzeitiges Eingreifen und eine frühzeitige Behandlung, wodurch die Prognose für betroffene Kinder verbessert wird.

3. **Seelenfrieden** : Das Verständnis Ihres genetischen Risikos kann Ihnen Seelenfrieden geben und die Angst vor möglichen genetischen Erkrankungen verringern.

Grenzen des genetischen Screenings

1. **Nicht alle Krankheiten können erkannt werden** : Genetische Screeningtests erkennen nicht alle genetischen Störungen. Einige Krankheiten können auch bei einem umfassenden Screening unentdeckt bleiben.

2. **Unsicherheit** : Einige Testergebnisse können nicht eindeutig sein oder auf ein erhöhtes Risiko hinweisen, ohne eine definitive Diagnose zu liefern. Dies kann zu Unsicherheit und Angst führen.

3. **Ethische Überlegungen** : Genetische Screenings werfen ethische Fragen auf, wie etwa die Möglichkeit einer Diskriminierung auf Grundlage genetischer Informationen und des Entscheidungsprozesses bezüglich betroffener Schwangerschaften.

Wichtige Impfungen

Impfungen spielen bei der Schwangerschaftsplanung eine entscheidende Rolle, da sie Mutter und Kind vor vermeidbaren Krankheiten schützen. Wenn Sie vor der Schwangerschaft sicherstellen, dass Sie alle notwendigen Impfungen erhalten haben, können Sie ernsthafte Komplikationen vermeiden und Ihre Gesundheit und die Entwicklung Ihres Babys schützen.

Wichtige Impfungen vor der Schwangerschaft

1. **Röteln**
   - **Bedeutung** : Eine Rötelninfektion während der Schwangerschaft kann schwere Geburtsfehler verursachen, das sogenannte angeborene Rötelnsyndrom, das zu Herzproblemen, Entwicklungsverzögerungen und Hörschäden führt.
   - **Impfung** : Die MMR-Impfung (Masern, Mumps, Röteln) wird Frauen empfohlen, die nicht immun sind. Es ist wichtig, diese Impfung mindestens einen Monat vor dem Kinderwunsch zu erhalten, da es sich um einen Lebendimpfstoff handelt und die Impfung während der Schwangerschaft nicht empfohlen wird.
2. **Varizellen (Windpocken)**
   - **Bedeutung** : Eine Varizelleninfektion während der Schwangerschaft kann zu schweren Komplikationen sowohl für die Mutter als auch für das Kind führen, darunter angeborenes Varizellensyndrom und neonatale Varizellen.
   - **Impfung** : Die Varizellen-Impfung wird Frauen empfohlen, die weder Windpocken noch die Impfung hatten. Wie die MMR-Impfung sollte sie mindestens einen Monat vor der Empfängnis verabreicht werden.
3. **Hepatitis B**

- **Bedeutung** : Hepatitis B kann während der Geburt von der Mutter auf das Kind übertragen werden und beim Kind zu einer chronischen Infektion und Lebererkrankung führen.

- **Impfung** : Die Hepatitis-B-Impfung wird für Frauen empfohlen, die einem Infektionsrisiko ausgesetzt sind, beispielsweise solche mit mehreren Sexualpartnern, im Gesundheitswesen tätige Frauen oder Frauen mit Hepatitis-B-positiven Partnern.

4. **Influenza (Grippe)**

- **Bedeutung** : Grippe kann bei schwangeren Frauen schwere Erkrankungen verursachen und das Risiko einer Frühgeburt erhöhen. Die Grippeimpfung schützt Mutter und Kind.

- **Impfung** : Die Grippeimpfung ist sicher und wird in jedem Schwangerschaftstrimester empfohlen. Sie wird auch vor der Schwangerschaft empfohlen, um während der Grippesaison Immunität zu gewährleisten.

5. **Tetanus, Diphtherie und Keuchhusten (Tdap)**

- **Bedeutung** : Keuchhusten (Pertussis) kann für Neugeborene lebensbedrohlich sein. Eine Impfung während der Schwangerschaft schützt das Baby, bis es seine eigenen Impfungen erhalten kann.

- **Impfung** : Die Tdap- Impfung wird im dritten Trimester jeder Schwangerschaft empfohlen. Es ist auch ratsam , vor der Schwangerschaft sicherzustellen, dass Ihre Tetanus- und Diphtherie-Impfungen auf dem neuesten Stand sind .

Impfstoffsicherheit und -zeitpunkt

1. **Lebendimpfstoffe** : Lebendimpfstoffe wie MMR und Varizellen sollten mindestens einen Monat vor dem Kinderwunsch verabreicht werden. Diese Impfstoffe werden während der Schwangerschaft aufgrund des potenziellen Risikos für den sich entwickelnden Fötus nicht empfohlen.
2. **Inaktivierte Impfstoffe** : Inaktivierte Impfstoffe wie Grippe- und Tdap- Impfstoffe können während der Schwangerschaft unbedenklich verabreicht werden. Sie helfen, Mutter und Kind vor vermeidbaren Krankheiten zu schützen.
3. **Konsultieren Sie Ihren Arzt** : Konsultieren Sie vor jeder Impfung Ihren Arzt, um sicherzustellen, dass Sie auf dem neuesten Stand sind, und um den besten Zeitpunkt für die erforderlichen Impfungen zu besprechen.

Bedenken bezüglich Impfstoffen ausräumen

Manche Menschen haben möglicherweise Bedenken hinsichtlich Impfstoffen, insbesondere hinsichtlich ihrer Sicherheit und möglicher Nebenwirkungen. Es ist wichtig, alle Bedenken mit Ihrem Arzt zu besprechen, der Ihnen evidenzbasierte Informationen geben und etwaige Missverständnisse ausräumen kann. Impfstoffe werden streng auf Sicherheit und Wirksamkeit getestet und sind ein wesentlicher Bestandteil der Vorsorge vor der Empfängnis und Schwangerschaft.

Aufrechterhaltung der Immunität während der Schwangerschaft

Wenn Sie vor der Schwangerschaft sicherstellen, dass Sie über alle Impfungen verfügen, schützt dies Sie und Ihr Baby vor vermeidbaren Krankheiten. Es trägt auch zur Herdenimmunität bei und verringert die Verbreitung von Infektionskrankheiten in der Gemeinschaft. Die Aufrechterhaltung eines gesunden Immunsystems durch Impfung ist ein wesentlicher Aspekt der Planung vor der Empfängnis und der allgemeinen reproduktiven Gesundheit.

Indem Sie sich vor der Empfängnis auf Ihre Gesundheit konzentrieren, eine Beratung vor der Empfängnis in Anspruch nehmen, Ihre Kranken- und Familiengeschichte verstehen, sich einem genetischen Screening unterziehen und sicherstellen, dass Sie über die erforderlichen Impfungen auf dem Laufenden sind, unternehmen Sie proaktive Schritte in Richtung einer gesunden Schwangerschaft und eines gesunden Babys. Diese

Maßnahmen tragen dazu bei, Risiken zu verringern, die Fruchtbarkeit zu verbessern und Ihnen auf Ihrem Weg zur Elternschaft ein beruhigendes Gefühl zu geben.

Kapitel 2: Gesunde Lebensstiländerungen

Zur Vorbereitung auf die Schwangerschaft gehört die Umstellung auf einen gesunden Lebensstil, um Ihnen und Ihrem Baby den bestmöglichen Start zu ermöglichen. In diesem Kapitel werden wichtige Aspekte eines gesunden Lebensstils behandelt, darunter Ernährung und Diät, Bewegung und Fitness, Vermeidung schädlicher Substanzen, Stressbewältigung und psychische Gesundheit sowie die Bedeutung des Schlafs.

Ernährung und Diät

Eine ausgewogene Ernährung ist für die allgemeine Gesundheit und Fruchtbarkeit entscheidend. Eine gute Ernährung vor und während der Schwangerschaft kann Ihnen helfen, ein gesundes Gewicht zu erreichen und zu halten, die Fruchtbarkeit zu steigern und die Entwicklung Ihres Babys zu unterstützen. Hier sind einige wichtige Punkte, die Sie beachten sollten:

Ausgewogene Ernährung : Versuchen Sie, eine Vielfalt an Nahrungsmitteln aus allen wichtigen Nahrungsmittelgruppen zu sich zu nehmen. Dazu gehören Obst, Gemüse, Vollkornprodukte, magere Proteine und Milchprodukte. Jede dieser Gruppen liefert wichtige Nährstoffe, die eine entscheidende Rolle für Ihre Gesundheit und die Entwicklung Ihres Babys spielen.

Obst und Gemüse : Diese sind reich an Vitaminen, Mineralien und Ballaststoffen. Versuchen Sie, bei jeder Mahlzeit die Hälfte Ihres Tellers mit Obst und Gemüse zu füllen. Sie enthalten besonders viel Folat (eine natürliche Form von Folsäure) und andere wichtige Vitamine wie Vitamin C.

Vollkorn : Lebensmittel wie Vollkornbrot, brauner Reis und Quinoa liefern Ballaststoffe, die für eine gesunde Verdauung unerlässlich sind. Vollkorn enthält außerdem wichtige Nährstoffe wie Eisen, B-Vitamine und Magnesium.

Magere Proteine : Nehmen Sie eine Vielzahl von Proteinquellen zu sich, wie Geflügel, Fisch, Bohnen und Hülsenfrüchte. Protein ist für das Wachstum und die Reparatur von Geweben entscheidend. Insbesondere Fisch liefert Omega-3-Fettsäuren, die sich positiv auf die Entwicklung des Gehirns auswirken.

Milchprodukte : Milchprodukte wie Milch, Käse und Joghurt liefern Kalzium, Vitamin D und andere wichtige Nährstoffe, die für die Knochengesundheit wichtig sind. Wenn Sie laktoseintolerant oder Veganer sind, suchen Sie nach angereicherten pflanzlichen Alternativen.

Folsäure : Beginnen Sie mit der täglichen Einnahme eines Folsäurepräparats von mindestens 400 Mikrogramm, idealerweise drei Monate vor der Empfängnis. Folsäure hilft, Neuralrohrdefekte zu verhindern, die schwere angeborene Fehlbildungen des Gehirns und der Wirbelsäule sind.

Flüssigkeitszufuhr : Eine ausreichende Flüssigkeitszufuhr ist wichtig für die Aufrechterhaltung gesunder Körperfunktionen. Versuchen Sie, mindestens acht Gläser Wasser pro Tag zu trinken. Begrenzen Sie zuckerhaltige Getränke und Koffein.

Koffein : Hoher Koffeinkonsum ist mit einem erhöhten Risiko einer Fehlgeburt verbunden. Begrenzen Sie Ihren Koffeinkonsum auf nicht mehr als 200 Milligramm pro Tag, was ungefähr einer 12-Unzen-Tasse Kaffee entspricht.

Alkohol : Vermeiden Sie Alkohol vollständig, wenn Sie schwanger werden möchten und während der Schwangerschaft. Alkohol kann die Fruchtbarkeit beeinträchtigen und zu Störungen des fetalen Alkoholspektrums (FASD) führen, die lebenslange körperliche, Verhaltens- und geistige Behinderungen zur Folge haben können.

Vitamine und Nahrungsergänzungsmittel : Erwägen Sie zusätzlich zur Folsäure die Einnahme eines pränatalen Vitamins, das Eisen, Kalzium und DHA enthält. Diese

Nährstoffe sind für eine gesunde Schwangerschaft unerlässlich.

Essgewohnheiten : Entwickeln Sie gesunde Essgewohnheiten, indem Sie ausgewogene Mahlzeiten und Snacks planen. Das Essen kleinerer, häufiger Mahlzeiten kann helfen, Übelkeit zu lindern und das Energieniveau den ganzen Tag über aufrechtzuerhalten.

Vermeiden Sie verarbeitete Lebensmittel : Hochverarbeitete Lebensmittel enthalten oft viel ungesundes Fett, Zucker und Salz. Entscheiden Sie sich, wann immer möglich, für frische, vollwertige Lebensmittel.

Die Übernahme dieser Ernährungsgewohnheiten kann Ihre allgemeine Gesundheit verbessern und günstige Bedingungen für die Empfängnis und eine gesunde Schwangerschaft schaffen.

Bewegung und Fitness

Regelmäßige körperliche Aktivität ist sowohl für Ihre Fruchtbarkeit als auch für Ihre allgemeine Gesundheit von Vorteil. Sport kann Ihnen helfen, ein gesundes Gewicht zu halten, Stress abzubauen und Ihre Stimmung zu verbessern. Hier sind einige Richtlinien, wie Sie Sport in Ihre Schwangerschaftsvorbereitung integrieren können:

Vorteile von Bewegung : Regelmäßige Bewegung kann Ihre Fruchtbarkeit steigern, indem sie die Durchblutung verbessert, den Hormonhaushalt ausgleicht und Stress abbaut. Bewegung stärkt auch die Muskeln, verbessert die Herz-Kreislauf-Gesundheit und erhöht die Flexibilität, was während der Schwangerschaft und der Geburt von Vorteil sein kann.

Übungsarten : Versuchen Sie eine Kombination aus Aerobic-Übungen, Krafttraining und Flexibilitätsübungen. Aerobic-Übungen wie Gehen, Schwimmen und Radfahren verbessern die Herz-Kreislauf-Gesundheit. Krafttrainingsübungen wie Gewichtheben oder Körpergewichtsübungen bauen Muskelkraft auf. Flexibilitätsübungen wie Yoga und Stretching verbessern Ihren Bewegungsradius und helfen, Verletzungen vorzubeugen.

Moderate Intensität : Streben Sie mindestens 150 Minuten aerobe Aktivität mittlerer Intensität pro Woche an. Moderate Intensität bedeutet, dass Sie hart genug arbeiten, um Ihre Herzfrequenz zu erhöhen und ins Schwitzen zu kommen, aber Sie können sich immer noch bequem unterhalten.

Krafttraining : Machen Sie mindestens zwei Mal pro Woche Krafttraining. Konzentrieren Sie sich auf die großen

Muskelgruppen, darunter Beine, Rücken, Bauch, Brust, Schultern und Arme.

Flexibilität und Gleichgewicht : Yoga und Dehnübungen können Flexibilität und Gleichgewicht verbessern, Stress abbauen und Ihnen helfen, entspannt zu bleiben. Besonders hilfreich können pränatale Yoga-Kurse sein, da sie auf die spezifischen Bedürfnisse schwangerer Frauen zugeschnitten sind.

Bleiben Sie hydriert : Trinken Sie vor, während und nach dem Training viel Wasser, um hydriert zu bleiben.

Hören Sie auf Ihren Körper : Achten Sie darauf, wie sich Ihr Körper während des Trainings anfühlt. Vermeiden Sie Aktivitäten, die Schmerzen, Schwindel oder Kurzatmigkeit verursachen. Wenn Sie zum ersten Mal trainieren oder gesundheitliche Bedenken haben, konsultieren Sie Ihren Arzt, bevor Sie mit einem neuen Trainingsprogramm beginnen.

Vermeiden Sie risikoreiche Aktivitäten : Vermeiden Sie Aktivitäten mit hohem Verletzungsrisiko, wie Kontaktsportarten, Reiten oder Skifahren. Vermeiden Sie nach dem ersten Trimester auch Übungen, bei denen Sie flach auf dem Rücken liegen müssen, da dies die Blutzufuhr zum Baby verringern kann.

Trainieren Sie mit einem Partner : Gemeinsam mit Ihrem Partner zu trainieren kann eine großartige Möglichkeit sein, motiviert zu bleiben und die Gesundheitsziele des anderen zu unterstützen.

Indem Sie regelmäßige körperliche Aktivität in Ihren Alltag integrieren, können Sie Ihre allgemeine Gesundheit verbessern und Ihren Körper auf die Anforderungen von Schwangerschaft und Geburt vorbereiten.

Vermeidung schädlicher Substanzen

Der Kontakt mit Schadstoffen kann sich negativ auf Ihre Fruchtbarkeit und die Gesundheit Ihres Babys auswirken. Diese Stoffe sollten Sie vor und während der Schwangerschaft unbedingt vermeiden:

Tabak : Rauchen verringert die Fruchtbarkeit bei Männern und Frauen und erhöht das Risiko von Fehlgeburten, Totgeburten und Frühgeburten. Auch Passivrauchen kann schädlich sein. Mit dem Rauchen aufzuhören ist eines der besten Dinge, die Sie für Ihre Gesundheit und die Gesundheit Ihres Babys tun können. Suchen Sie bei Bedarf Unterstützung bei Ihrem Arzt oder einem Raucherentwöhnungsprogramm.

Alkohol : Alkohol kann die Fruchtbarkeit beeinträchtigen und Geburtsfehler und Entwicklungsstörungen verursachen. Vermeiden Sie Alkohol vollständig, wenn Sie schwanger werden möchten und während der Schwangerschaft.

Freizeitdrogen : Illegale Drogen wie Marihuana, Kokain und Methamphetamine können bei Ihnen und Ihrem Baby ernsthafte gesundheitliche Probleme verursachen. Diese Substanzen können die Fruchtbarkeit beeinträchtigen, das Risiko einer Fehlgeburt erhöhen und zu Geburtsfehlern und Entwicklungsstörungen führen. Wenden Sie sich an Ihren Arzt, wenn Sie Hilfe beim Aufhören benötigen.

Koffein : Hoher Koffeinkonsum ist mit einem erhöhten Risiko einer Fehlgeburt verbunden und kann die Fruchtbarkeit beeinträchtigen. Begrenzen Sie Ihren Koffeinkonsum auf nicht mehr als 200 Milligramm pro Tag, das entspricht einer 12-Unzen-Tasse Kaffee.

Umweltgifte : Vermeiden Sie den Kontakt mit schädlichen Chemikalien und Giften wie Pestiziden, Blei und bestimmten Reinigungsprodukten. Verwenden Sie nach Möglichkeit natürliche oder ungiftige Alternativen. Vermeiden Sie den Umgang mit Katzenstreu, da diese Toxoplasmose enthalten kann, einen Parasiten, der Ihrem Baby ernsthaft schaden kann.

Medikamente : Besprechen Sie mit Ihrem Arzt alle Medikamente, die Sie einnehmen, um sicherzustellen, dass sie während der Schwangerschaft unbedenklich sind. Dazu gehören verschreibungspflichtige Medikamente, rezeptfreie Medikamente und pflanzliche Nahrungsergänzungsmittel. Setzen Sie verschriebene Medikamente nicht ab, ohne Ihren Arzt zu konsultieren.

Strahlung : Vermeiden Sie unnötige Strahlenbelastung, wie z. B. durch Röntgenstrahlen, insbesondere während der Schwangerschaft. Wenn Sie eine Röntgenaufnahme benötigen, informieren Sie Ihren Arzt und den Techniker darüber, dass Sie versuchen, schwanger zu werden oder schwanger sind.

Indem Sie schädliche Substanzen vermeiden, können Sie Ihre Fruchtbarkeit schützen und eine sicherere Umgebung für die Entwicklung Ihres Babys schaffen.

Stressbewältigung und psychische Gesundheit

Psychisches und emotionales Wohlbefinden sind entscheidende Aspekte bei der Vorbereitung auf eine Schwangerschaft. Stressbewältigung und eine gute psychische Gesundheit können Ihr allgemeines Wohlbefinden verbessern und Ihre Chancen auf eine Schwangerschaft erhöhen:

Stressfaktoren identifizieren : Identifizieren Sie die Stressquellen in Ihrem Leben und entwickeln Sie

Strategien, um mit ihnen umzugehen. Dies kann bedeuten, Grenzen bei der Arbeit zu setzen, Unterstützung von Freunden und Familie zu suchen oder gesunde Wege zu finden, mit Stress umzugehen.

Entspannungstechniken : Integrieren Sie Entspannungstechniken in Ihren Alltag. Techniken wie tiefes Atmen, Meditation und progressive Muskelentspannung können helfen, Stress abzubauen und ein Gefühl der Ruhe zu fördern.

Achtsamkeit : Achtsamkeitsübungen bedeuten, im Hier und Jetzt zu bleiben und sich seiner Gedanken und Gefühle bewusst zu sein, ohne sie zu urteilen. Achtsamkeitstechniken wie achtsames Atmen und achtsames Gehen können helfen, Stress abzubauen und die geistige Klarheit zu verbessern.

Körperliche Aktivität : Regelmäßige Bewegung ist ein natürlicher Stressabbau. Körperliche Aktivität setzt Endorphine frei, chemische Stoffe im Gehirn, die als natürliche Schmerzmittel und Stimmungsaufheller wirken.

Schlaf : Sorgen Sie dafür, dass Sie ausreichend schlafen, da Schlafmangel den Stresspegel erhöhen und die geistige Gesundheit beeinträchtigen kann. Etablieren Sie eine regelmäßige Schlafroutine und schaffen Sie eine entspannte Schlafenszeitumgebung.

Soziale Unterstützung : Bauen Sie ein starkes Unterstützungsnetzwerk aus Freunden, Familie und Gesundheitsdienstleistern auf. Ein Unterstützungssystem kann in der Zeit vor der Empfängnis und während der gesamten Schwangerschaft emotionale und praktische Hilfe bieten.

Beratung und Therapie : Wenn Sie unter starkem Stress, Angstzuständen oder Depressionen leiden, sollten Sie professionelle Beratung oder Therapie in Anspruch nehmen. Ein Psychologe kann Ihnen helfen, Bewältigungsstrategien zu entwickeln und Ihnen Unterstützung bieten.

Hobbys und Interessen : Beschäftigen Sie sich mit Aktivitäten, die Ihnen Spaß machen und Freude bereiten. Hobbys und Interessen können eine gesunde Ablenkung vom Stress bieten und Ihr allgemeines Wohlbefinden verbessern.

Gesunde Beziehungen : Pflegen Sie gesunde Beziehungen zu Ihrem Partner, Ihrer Familie und Ihren Freunden. Offene Kommunikation, gegenseitiger Respekt und Unterstützung sind wesentliche Bestandteile gesunder Beziehungen.

Positives Denken : Üben Sie positives Denken und konzentrieren Sie sich auf die Aspekte Ihres Lebens, für die Sie dankbar sind. Das Führen eines Dankbarkeitstagebuchs kann Ihnen dabei helfen, eine positive Einstellung zu entwickeln.

Indem Sie Stress bewältigen und Ihrer geistigen Gesundheit Priorität einräumen, können Sie eine positive Umgebung für sich und Ihr Baby schaffen.

Bedeutung des Schlafes

Ausreichender Schlaf ist für die allgemeine Gesundheit und das Wohlbefinden unerlässlich. Guter Schlaf ist besonders wichtig bei der Vorbereitung auf eine Schwangerschaft, da er Ihre körperliche und geistige Gesundheit sowie Ihre Fruchtbarkeit beeinflusst:

Schlaf und Fruchtbarkeit : Studien haben gezeigt, dass schlechte Schlafqualität und Schlafmangel die Fruchtbarkeit negativ beeinflussen können. Schlaf beeinflusst die Regulierung von Hormonen, die bei der Fortpflanzung eine entscheidende Rolle spielen, wie Melatonin und Cortisol.

Schlafhygiene : Etablieren Sie gute Schlafhygienepraktiken, um die Qualität Ihres Schlafes zu verbessern. Dazu gehört die Einhaltung eines regelmäßigen Schlafrhythmus, die Schaffung einer entspannenden Schlafenszeitroutine und die Schaffung einer schlaffreundlichen Umgebung.

Regelmäßiger Schlafrhythmus : Gehen Sie jeden Tag zur gleichen Zeit ins Bett und stehen Sie zur gleichen Zeit auf, auch am Wochenende. Regelmäßigkeit hilft dabei, die innere Uhr Ihres Körpers zu regulieren und verbessert die Schlafqualität.

Schlafenszeitroutine : Entwickeln Sie eine entspannende Schlafenszeitroutine, um Ihrem Körper zu signalisieren, dass es Zeit ist, zur Ruhe zu kommen. Dazu können Aktivitäten wie Lesen, ein warmes Bad oder das Üben von Entspannungstechniken gehören.

Schlafumgebung : Schaffen Sie in Ihrem Schlafzimmer eine komfortable und schlaffreundliche Umgebung. Sorgen Sie dafür, dass Ihre Matratze und Kissen stützend sind, halten Sie den Raum kühl und dunkel und minimieren Sie Lärm und Licht.

Begrenzen Sie die Bildschirmzeit : Vermeiden Sie Bildschirme (wie Telefone, Tablets und Computer) mindestens eine Stunde vor dem Schlafengehen. Das von Bildschirmen ausgestrahlte blaue Licht kann die Produktion von Melatonin beeinträchtigen, einem Hormon, das den Schlaf reguliert.

Vermeiden Sie Stimulanzien : Vermeiden Sie den Konsum von Koffein und Nikotin kurz vor dem Schlafengehen, da diese Stimulanzien den Schlaf beeinträchtigen können. Begrenzen Sie den Alkoholkonsum, da dieser den Schlafrhythmus stören kann.

Körperliche Aktivität : Treiben Sie regelmäßig Sport, vermeiden Sie jedoch anstrengende Übungen kurz vor dem Schlafengehen. Sport kann Ihnen helfen, schneller einzuschlafen und tiefer zu schlafen.

Ernährung : Achten Sie auf Ihre Ernährung und vermeiden Sie schwere Mahlzeiten kurz vor dem Schlafengehen. Ein leichter Snack vor dem Schlafengehen kann helfen, Hunger zu vermeiden und einen besseren Schlaf zu fördern.

Entspannungstechniken : Üben Sie vor dem Schlafengehen Entspannungstechniken, um Ihren Geist zu beruhigen und Ihren Körper auf den Schlaf vorzubereiten. Techniken wie tiefes Atmen, Meditation und progressive Muskelentspannung können wirksam sein.

Schlafstörungen behandeln : Wenn Sie Schwierigkeiten beim Einschlafen oder Durchschlafen haben oder tagsüber übermäßig schläfrig sind, wenden Sie sich an Ihren Arzt. Schlafstörungen wie Schlaflosigkeit oder Schlafapnoe können Ihre allgemeine Gesundheit und Fruchtbarkeit beeinträchtigen.

Indem Sie dem Schlaf Priorität einräumen und sich gesunde Schlafgewohnheiten aneignen, können Sie Ihr allgemeines Wohlbefinden verbessern und eine förderliche Umgebung für die Empfängnis und eine gesunde Schwangerschaft schaffen.

Zur Vorbereitung auf eine Schwangerschaft gehört es, Ihren Lebensstil so zu ändern, dass er sowohl Ihnen als auch Ihrem Baby zugutekommt. Indem Sie sich auf Ernährung und Diät, Bewegung und Fitness konzentrieren, schädliche Substanzen vermeiden, Stress und psychische Gesundheit bewältigen und dem Schlaf Priorität einräumen, können Sie eine solide Grundlage für eine gesunde und selbstbewusste Schwangerschaft schaffen. Jeder dieser Aspekte spielt eine entscheidende Rolle bei der Verbesserung der Fruchtbarkeit, der Unterstützung einer gesunden Schwangerschaft und der Gewährleistung des Wohlbefindens von Mutter und Baby. Betrachten Sie diese Änderungen als positive Schritte in Richtung einer gesünderen Zukunft und einer freudigen Schwangerschaft.

Kapitel 3: Fruchtbarkeitsbewusstsein

Das Verständnis und die Steigerung der Fruchtbarkeit ist ein entscheidender Aspekt bei der Schwangerschaftsplanung. In diesem Kapitel erhalten Sie einen detaillierten Einblick in den Menstruationszyklus, die Beobachtung des Eisprungs, die Steigerung der Fruchtbarkeit beider Partner und die Behandlung häufiger Fruchtbarkeitsprobleme.

Den Menstruationszyklus verstehen

Der Menstruationszyklus ist eine Reihe natürlicher Veränderungen der Hormonproduktion und der Strukturen der Gebärmutter und Eierstöcke des weiblichen Fortpflanzungssystems, die eine Schwangerschaft ermöglichen. Das Verständnis des Menstruationszyklus ist grundlegend für das Fruchtbarkeitsbewusstsein.

Phasen des Menstruationszyklus

1. **Menstruationsphase (Tage 1-5)**
   - Diese Phase beginnt mit dem ersten Tag der Menstruation und dauert typischerweise etwa fünf Tage.
   - Die Gebärmutterschleimhaut wird abgestoßen, was zu Menstruationsblutungen führt.

- In dieser Phase ist der Hormonspiegel niedrig, insbesondere der von Östrogen und Progesteron.

2. **Follikelphase (Tage 1-13)**

   - Überschneidet sich mit der Menstruationsphase, dauert jedoch bis zum Eisprung an.
   - Die Hypophyse setzt das follikelstimulierende Hormon (FSH) frei, das die Eierstöcke zur Produktion mehrerer Follikel anregt, von denen jeder eine Eizelle enthält.
   - Der Östrogenspiegel steigt, was zu einer Verdickung der Gebärmutterschleimhaut als Vorbereitung auf eine mögliche Schwangerschaft führt.

3. **Eisprung (Tag 14)**

   - Tritt normalerweise etwa in der Zyklusmitte auf, kann aber variieren.
   - Ein Anstieg des luteinisierenden Hormons (LH) löst die Freisetzung einer reifen Eizelle aus einem der Eierstöcke aus.
   - Die Eizelle wandert durch den Eileiter, wo sie auf Spermien treffen und befruchtet werden kann.

4. **Lutealphase (Tage 15-28)**

   - Nach dem Eisprung verwandelt sich der geplatzte Follikel in den Gelbkörper, der Progesteron absondert.

- Progesteron sorgt für den Erhalt der verdickten Gebärmutterschleimhaut.
- Kommt es nicht zu einer Befruchtung, degeneriert der Gelbkörper, was zu einem Abfall des Progesteronspiegels und dem Beginn eines neuen Menstruationszyklus führt.

Das Verständnis dieser Phasen kann dabei helfen, das fruchtbare Fenster zu erkennen, also die Zeit im Menstruationszyklus, in der die Wahrscheinlichkeit einer Schwangerschaft am höchsten ist.

Den Eisprung verfolgen

Die Überwachung des Eisprungs ist wichtig, um die fruchtbarsten Tage im Menstruationszyklus zu identifizieren. Es gibt mehrere Methoden, um den Eisprung zu verfolgen:

1. **Kalendermethode**
   - Dabei wird die Länge des Menstruationszyklus über mehrere Monate hinweg verfolgt, um den Eisprung vorherzusagen.
   - Der Eisprung erfolgt typischerweise etwa 14 Tage vor Beginn der nächsten Periode.
   - Diese Methode ist bei Frauen mit regelmäßigem Zyklus am wirksamsten.
2. **Diagramme zur Basaltemperatur (BBT)**

- BBT ist die Körpertemperatur im Ruhezustand.
- Nach dem Eisprung kommt es aufgrund von Progesteron zu einem leichten Anstieg der Basaltemperatur (um etwa 0,5 bis 1 Grad Fahrenheit).
- Beobachten Sie Ihre Basaltemperatur täglich vor dem Aufstehen, um einen Temperaturanstieg zu erkennen.

3. **Überwachung des Zervixschleims**

- Der Zervixschleim verändert sich im Laufe des Menstruationszyklus.
- Um den Eisprung herum wird der Zervixschleim klar, dehnbar und glitschig (wie Eiweiß), was auf eine hohe Fruchtbarkeit hinweist.
- Die Überwachung dieser Veränderungen kann dabei helfen, den Eisprung genau zu bestimmen.

4. **Eisprungvorhersage-Kits (OPKs)**

- OPKs erkennen den LH-Anstieg vor dem Eisprung.
- Die Verwendung von OPKs rund um den erwarteten Eisprungzeitraum kann dabei helfen, den günstigsten Zeitpunkt für eine Empfängnis zu bestimmen.

5. **Fruchtbarkeits-Apps und -Geräte**

- Es stehen verschiedene Apps und Geräte zur Verfügung, die mithilfe von Algorithmen den

Eisprung auf Grundlage eingegebener Daten wie Basaltemperatur, Länge des Menstruationszyklus und Veränderungen des Zervixschleims vorhersagen.

- Einige Geräte verwenden Sensoren, um Echtzeit-Informationen zur Fruchtbarkeit bereitzustellen.

Durch die Kombination dieser Methoden können Paare ihre Chancen erhöhen, den Eisprung und den für die Empfängnis entscheidenden Geschlechtsverkehr genau vorherzusagen.

Verbesserung der Fruchtbarkeit beider Partner

Die Fruchtbarkeit hängt nicht nur von der Partnerin ab. Beide Partner können Maßnahmen ergreifen, um ihre Fruchtbarkeit zu steigern.

Für Frauen

1. **Achten Sie auf eine gesunde Ernährung**
   - Eine ausgewogene Ernährung mit viel Obst, Gemüse, Vollkorn, magerem Eiweiß und gesunden Fetten kann die allgemeine Gesundheit und Fruchtbarkeit verbessern.
   - Bestimmte Nährstoffe wie Folsäure, Eisen und Omega-3-Fettsäuren sind für die reproduktive Gesundheit von entscheidender Bedeutung.

2. **Regelmäßig Sport treiben**

- Regelmäßige, moderate Bewegung hilft dabei, ein gesundes Gewicht zu halten und Stress abzubauen, was beides für die Fruchtbarkeit wichtig ist.
- Vermeiden Sie übermäßige körperliche Betätigung, da diese den Menstruationszyklus und den Eisprung stören kann.

3. **Ein gesundes Gewicht beibehalten**

- Sowohl bei untergewichtigen als auch übergewichtigen Frauen kann es zu unregelmäßigen Menstruationszyklen und Problemen mit dem Eisprung kommen.
- Das Erreichen eines gesunden Gewichts durch Ernährung und Bewegung kann die Fruchtbarkeit steigern.

4. **Vermeiden Sie Rauchen und Alkohol**

- Rauchen und übermäßiger Alkoholkonsum können die Fruchtbarkeit beeinträchtigen und das Risiko einer Fehlgeburt erhöhen.
- Die reproduktive Gesundheit kann durch Raucherentwöhnung und Einschränkung des Alkoholkonsums verbessert werden.

5. **Stress reduzieren**

- Ein hoher Stresspegel kann den Hormonhaushalt und den Eisprung beeinträchtigen.

- Praktiken wie Yoga, Meditation und Achtsamkeit können beim Stressmanagement helfen.

6. **Überprüfen Sie die Einnahme von Medikamenten und Nahrungsergänzungsmitteln**

   - Bestimmte Medikamente und Nahrungsergänzungsmittel können die Fruchtbarkeit beeinträchtigen.

   - Konsultieren Sie einen Arzt, um sicherzustellen, dass die Medikamente oder Nahrungsergänzungsmittel für die Empfängnis unbedenklich sind.

Für Männer

1. **Achten Sie auf eine gesunde Ernährung**

   - Eine Ernährung reich an Antioxidantien (wie Vitamin C und E), Zink und Selen kann die Spermienqualität verbessern.

   - Auch gesunde Fette und eine ausreichende Proteinzufuhr sind für die Spermienproduktion wichtig.

2. **Regelmäßig Sport treiben**

   - Regelmäßige Bewegung kann die allgemeine Gesundheit verbessern und den Testosteronspiegel steigern.

- Vermeiden Sie Aktivitäten, die zu einer Überhitzung der Hoden führen, wie z. B. übermäßiges Radfahren oder die Nutzung von Whirlpools, da dies die Spermienqualität negativ beeinflussen kann.

3. **Ein gesundes Gewicht beibehalten**

   - Über- oder Untergewicht kann die Anzahl und Qualität der Spermien beeinträchtigen.
   - Das Erreichen eines gesunden Gewichts durch Ernährung und Bewegung kann die Fruchtbarkeit steigern.

4. **Vermeiden Sie Rauchen und übermäßigen Alkoholkonsum**

   - Rauchen und starker Alkoholkonsum können die Spermienzahl und -beweglichkeit verringern.
   - Die Gesundheit der Spermien kann durch Raucherentwöhnung und eingeschränkten Alkoholkonsum verbessert werden.

5. **Reduzieren Sie die Belastung durch Giftstoffe**

   - Der Kontakt mit Umweltgiften wie Pestiziden, Schwermetallen und Chemikalien kann die Spermienqualität beeinträchtigen.
   - Es kann hilfreich sein, Maßnahmen zur Reduzierung der Belastung zu ergreifen, beispielsweise durch die Verwendung natürlicher

Reinigungsprodukte und den Verzehr von Bio-
Lebensmitteln.

6. **Stress bewältigen**

   - Ein hoher Stresspegel kann den Hormonhaushalt
     und die Spermienproduktion beeinträchtigen.
   - Praktiken wie Sport, Entspannungstechniken und
     Hobbys können beim Stressmanagement helfen.

7. **Überprüfen Sie die Einnahme von Medikamenten
   und Nahrungsergänzungsmitteln**

   - Bestimmte Medikamente und
     Nahrungsergänzungsmittel können die
     Spermienproduktion und -qualität
     beeinträchtigen.
   - Konsultieren Sie einen Arzt, um sicherzustellen,
     dass Medikamente oder
     Nahrungsergänzungsmittel für die Empfängnis
     unbedenklich sind.

Häufige Fruchtbarkeitsprobleme

Fruchtbarkeitsprobleme können beide Partner betreffen und
erfordern möglicherweise einen medizinischen Eingriff.

Das Verständnis dieser Probleme kann bei der Suche nach einer geeigneten Behandlung hilfreich sein.

Für Frauen

1. **Polyzystisches Ovarialsyndrom (PCOS)**
   - PCOS ist eine häufige Hormonstörung, die unregelmäßige Menstruationszyklen und Probleme beim Eisprung verursachen kann.
   - Zu den Symptomen zählen unregelmäßige Perioden, übermäßiger Haarwuchs, Akne und Gewichtszunahme.
   - Die Behandlung kann eine Änderung des Lebensstils, Medikamente zur Regulierung des Eisprungs und Techniken der assistierten Reproduktion umfassen.

2. **Endometriose**
   - Endometriose liegt vor, wenn Gewebe, das der Gebärmutterschleimhaut ähnelt, außerhalb der Gebärmutter wächst und Schmerzen und Fruchtbarkeitsprobleme verursacht.
   - Zu den Symptomen zählen schmerzhafte Perioden, Beckenschmerzen und Schmerzen beim Geschlechtsverkehr.
   - Zu den Behandlungsmöglichkeiten gehören Medikamente, Operationen und Technologien der assistierten Reproduktion.

3. **Ovulationsstörungen**

- Verschiedene Erkrankungen können den Eisprung beeinträchtigen, darunter Schilddrüsenerkrankungen, Hyperprolaktinämie und vorzeitiges Ovarialversagen.
- Zu den Symptomen zählen unregelmäßige oder ausbleibende Menstruationsblutungen.
- Die Behandlung kann die Gabe von Medikamenten zur Auslösung des Eisprungs oder die Behandlung zugrunde liegender Gesundheitszustände umfassen.

4. **Gebärmutter- oder Gebärmutterhalsanomalien**

- Strukturelle Probleme der Gebärmutter oder des Gebärmutterhalses, wie etwa Myome, Polypen oder angeborene Anomalien, können die Fruchtbarkeit beeinträchtigen.
- Zu den Behandlungsmöglichkeiten gehören chirurgische Eingriffe oder Techniken der assistierten Reproduktion.

5. **Eileiterfaktoren**

- Verstopfte oder beschädigte Eileiter können die Begegnung von Eizelle und Spermium verhindern.

- Zu den Ursachen zählen entzündliche Erkrankungen des Beckens, frühere Operationen oder Endometriose.
- Die Behandlung kann eine Operation zur Reparatur der Eileiter oder eine In-vitro-Fertilisation (IVF) umfassen.

6. Altersbedingte Unfruchtbarkeit

- Natürlicherweise nimmt die Fruchtbarkeit mit zunehmendem Alter ab, insbesondere nach dem 35. Lebensjahr.
- Zu den Optionen für ältere Frauen zählen IVF, die Verwendung gespendeter Eizellen und andere Techniken der assistierten Reproduktion.

Für Männer

1. Geringe Spermienzahl (Oligospermie)

- Eine niedrige Spermienzahl kann verschiedene Ursachen haben, unter anderem ein hormonelles Ungleichgewicht, genetische Erkrankungen und der Lebensstil.
- Die Behandlung kann eine Änderung des Lebensstils, Medikamente oder Techniken der assistierten Reproduktion wie die intrazytoplasmatische Spermieninjektion (ICSI) umfassen.

2. Geringe Spermienmotilität (Asthenozoospermie)

- Eine schlechte Spermienmotilität bedeutet, dass die Spermien Schwierigkeiten haben, zur Eizelle zu schwimmen.
- Zu den Ursachen zählen Lebensstilfaktoren, Infektionen und genetische Erkrankungen.
- Die Behandlung kann eine Änderung des Lebensstils, Medikamente oder Techniken der assistierten Reproduktion umfassen.

3. Abnorme Spermienmorphologie (Teratozoospermie)

- Eine abnormale Spermienform kann die Fähigkeit der Spermien zur Befruchtung der Eizelle beeinträchtigen.
- Zu den Ursachen zählen genetische Faktoren, Lebensstilfaktoren und Umweltgifte.
- Die Behandlung kann eine Änderung des Lebensstils, Medikamente oder Techniken der assistierten Reproduktion umfassen.

4. Ejakulationsstörungen

- Ejakulationsstörungen wie vorzeitige Ejakulation oder retrograde Ejakulation können die Spermienabgabe beeinträchtigen.
- Die Behandlung kann Medikamente, Verhaltenstherapie oder assistierte Reproduktionstechniken umfassen.

5. Varikozele

- Bei einer Varikozele handelt es sich um eine Erweiterung der Venen im Hodensack, die die Spermienproduktion beeinträchtigen kann.
- Zu den Behandlungsmöglichkeiten gehören eine Operation zur Korrektur der Varikozele oder Techniken der assistierten Reproduktion.

Für beide Partner

1. **Unerklärliche Unfruchtbarkeit**
   - In manchen Fällen lässt sich trotz sorgfältiger Untersuchung keine konkrete Ursache für die Unfruchtbarkeit feststellen.
   - Zu den Behandlungsmöglichkeiten können Veränderungen des Lebensstils, Medikamente oder Techniken der assistierten Reproduktion gehören.
2. **Lebensstilfaktoren**
   - Lebensstilfaktoren wie falsche Ernährung, Bewegungsmangel, Rauchen, übermäßiger Alkoholkonsum und Stress können die Fruchtbarkeit beider Partner beeinträchtigen.
   - Die Berücksichtigung dieser Faktoren kann die Chancen auf eine Empfängnis verbessern.
3. **Umweltgifte**

- Der Kontakt mit Umweltgiften wie Pestiziden, Schwermetallen und Chemikalien kann die Fruchtbarkeit beider Partner beeinträchtigen.
- Eine Verringerung der Belastung durch diese Giftstoffe kann die reproduktive Gesundheit verbessern.

4. **Krankheiten**

- Chronische Erkrankungen wie Diabetes, Schilddrüsenerkrankungen und Autoimmunerkrankungen können die Fruchtbarkeit beider Partner beeinträchtigen.
- Die Behandlung dieser Erkrankungen mit Hilfe eines Arztes kann die Fruchtbarkeit verbessern.

Hilfe bei Fruchtbarkeitsproblemen suchen

Wenn Sie seit einem Jahr erfolglos versuchen, schwanger zu werden (oder seit sechs Monaten, wenn Sie über 35 sind), ist es vielleicht an der Zeit, einen Fruchtbarkeitsspezialisten aufzusuchen. Ein Fruchtbarkeitsspezialist kann eine gründliche Untersuchung durchführen, um alle zugrunde liegenden Probleme zu identifizieren und geeignete Behandlungsmöglichkeiten zu empfehlen.

Behandlungsmöglichkeiten

1. **Medikamente**

- Medikamente wie Clomifencitrat und Letrozol können den Eisprung bei Frauen mit Eisprungstörungen stimulieren.
- Hormonbehandlungen können Ungleichgewichte beheben, die die Fruchtbarkeit bei Männern und Frauen beeinträchtigen.

2. **Operation**

- Mit chirurgischen Eingriffen können strukturelle Probleme behandelt werden, die die Fruchtbarkeit beeinträchtigen, wie Myome, Endometriose und Varikozele .

3. **Assistierte Reproduktionstechnologien (ART)**

- Zur ART gehören Verfahren wie die intrauterine Insemination (IUI) und die In-vitro-Fertilisation (IVF).
- Diese Technologien können Paaren mit verschiedenen Fruchtbarkeitsproblemen dabei helfen, schwanger zu werden.

4. **Änderungen des Lebensstils**

- Positive Veränderungen des Lebensstils, wie etwa eine bessere Ernährung, regelmäßige körperliche Betätigung und Stressbewältigung, können die Fruchtbarkeit steigern.

5. **Beratung und Unterstützung**

- Unfruchtbarkeit kann eine emotionale Belastung sein. Die Beratung und Unterstützung durch

Selbsthilfegruppen oder einen Psychologen kann Paaren helfen, mit den emotionalen Aspekten der Unfruchtbarkeit umzugehen.

Fruchtbarkeitsbewusstsein ist ein entscheidender Bestandteil der Schwangerschaftsvorbereitung. Indem Paare den Menstruationszyklus verstehen, den Eisprung verfolgen, die Fruchtbarkeit beider Partner steigern und häufige Fruchtbarkeitsprobleme angehen, können sie ihre Chancen auf eine Schwangerschaft und eine gesunde Schwangerschaft erhöhen. Wenn Fruchtbarkeitsprobleme auftreten, kann die Hilfe eines Fruchtbarkeitsspezialisten die notwendige Unterstützung und Behandlung bieten, um den Traum von der Elternschaft zu verwirklichen.

Kapitel 4: Bereiten Sie Ihren Körper auf die Schwangerschaft vor

Die Reise zum Elternsein ist eine aufregende und transformierende Erfahrung. Die Vorbereitung Ihres Körpers auf die Schwangerschaft ist einer der wichtigsten Schritte, um eine gesunde Schwangerschaft und ein gesundes Baby sicherzustellen. Dieses Kapitel führt Sie durch die wesentlichen Aspekte der Vorbereitung Ihres Körpers, einschließlich der Bedeutung von Folsäure und pränatalen Vitaminen, der Aufrechterhaltung eines gesunden Gewichts, regelmäßiger Gesundheitsuntersuchungen, der Mundgesundheit und der Vermeidung von Infektionen und Krankheiten.

Bedeutung von Folsäure und pränatalen Vitaminen

Folsäure, ein B-Vitamin, ist entscheidend für die Vorbeugung von Neuralrohrdefekten, bei denen es sich um schwerwiegende Fehlbildungen des Gehirns und der Wirbelsäule handelt. Das Neuralrohr bildet sich früh in der Schwangerschaft, oft bevor eine Frau überhaupt weiß, dass sie schwanger ist. Daher ist es wichtig, bereits vor der Empfängnis mit der Einnahme von Folsäure zu beginnen.

Warum Folsäure?

Neuralrohrdefekte wie Spina bifida und Anenzephalie treten sehr früh in der Schwangerschaft auf, normalerweise innerhalb des ersten Monats nach der Empfängnis. Folsäure hilft dabei, das Neuralrohr richtig zu bilden und beugt diesen schweren Erkrankungen vor. Die Centers for Disease Control and Prevention (CDC) empfehlen allen Frauen im gebärfähigen Alter, täglich 400 Mikrogramm (mcg) Folsäure zu sich zu nehmen. Dies kann durch eine Kombination aus Ernährung und Nahrungsergänzungsmitteln erreicht werden.

Nahrungsquellen für Folsäure

Obwohl Folsäurepräparate unerlässlich sind, ist es auch sinnvoll, natürliche Folatquellen (die natürliche Form von Folsäure) in Ihre Ernährung aufzunehmen. Folatreiche Lebensmittel sind unter anderem:

- Grünes Blattgemüse (Spinat, Grünkohl, Brokkoli)
- Zitrusfrüchte (Orangen, Zitronen, Grapefruits)
- Bohnen, Erbsen und Linsen
- Angereicherte Cerealien und Körner
- Nüsse und Samen

Pränatale Vitamine

Pränatale Vitamine enthalten neben Folsäure auch die Nährstoffe, die eine schwangere Frau und ihr ungeborenes Kind brauchen. Sie enthalten in der Regel höhere Mengen bestimmter Nährstoffe als herkömmliche Multivitamine. Zu den wichtigsten Bestandteilen pränataler Vitamine gehören:

- **Eisen:** Unverzichtbar zur Vorbeugung von Anämie, die während der Schwangerschaft aufgrund des erhöhten Blutvolumens häufig auftritt.
- **Kalzium:** Unverzichtbar für die Entwicklung starker Knochen und Zähne beim Baby und zur Erhaltung der Knochengesundheit der Mutter.
- **Vitamin D:** Unterstützt die Knochengesundheit und Immunfunktion.
- **Jod:** Wichtig für die Entwicklung des Gehirns.
- **Omega-3-Fettsäuren:** Entscheidend für die Entwicklung von Gehirn und Augen.

Es wird empfohlen, mindestens drei Monate vor dem Kinderwunsch mit der Einnahme von pränatalen Vitaminen zu beginnen. So wird sichergestellt, dass Ihr Körper von Beginn der Schwangerschaft an ausreichend mit wichtigen Nährstoffen versorgt ist.

Ihr Gewicht spielt eine wichtige Rolle für Ihre Fähigkeit, schwanger zu werden und eine gesunde Schwangerschaft aufrechtzuerhalten. Sowohl Untergewicht als auch Übergewicht können Risiken für Mutter und Kind darstellen.

Die Bedeutung eines gesunden Gewichts

- **Untergewicht:** Frauen mit Untergewicht haben möglicherweise unregelmäßige Menstruationszyklen, was die Empfängnis erschweren kann. Darüber hinaus kann Untergewicht zu unzureichenden Nährstoffreserven für die Schwangerschaft führen, was möglicherweise das Wachstum und die Entwicklung des Babys beeinträchtigt.
- **Übergewicht:** Übergewichtige oder fettleibige Frauen haben ein höheres Risiko für verschiedene Schwangerschaftskomplikationen, darunter Schwangerschaftsdiabetes, Bluthochdruck und Präeklampsie. Übergewicht kann auch die Fruchtbarkeit beeinträchtigen, indem es hormonelle Ungleichgewichte verursacht, die den Eisprung stören.

Berechnung Ihres BMI

Der Body-Mass-Index (BMI) ist ein nützliches Maß, um festzustellen, ob Ihr Gewicht im gesunden Bereich liegt. Sie können Ihren BMI berechnen, indem Sie Ihr Gewicht in Kilogramm durch Ihre Körpergröße in Metern zum Quadrat teilen. Ein BMI zwischen 18,5 und 24,9 gilt als gesund.

Tipps zum Erreichen und Halten eines gesunden Gewichts

1. **Ausgewogene Ernährung:** Konzentrieren Sie sich auf eine Ernährung, die reich an Obst, Gemüse, Vollkornprodukten, magerem Eiweiß und gesunden Fetten ist. Vermeiden Sie stark verarbeitete Lebensmittel, zuckerhaltige Getränke und eine übermäßige Aufnahme von gesättigten Fetten und Transfetten.

2. **Regelmäßige Bewegung:** Streben Sie mindestens 150 Minuten mäßig intensive Bewegung pro Woche an. Aktivitäten wie Spazierengehen, Schwimmen und Yoga sind eine ausgezeichnete Wahl.

3. **Konsultieren Sie einen Ernährungsberater:** Wenn Sie spezielle Ernährungsbedürfnisse oder -probleme haben, kann Ihnen ein Ernährungsberater eine

individuelle Beratung bieten, die Ihnen hilft, Ihre Gewichtsziele zu erreichen.

Regelmäßige Gesundheitschecks

Regelmäßige Gesundheitsuntersuchungen sind ein Eckpfeiler der präkonzeptionellen Betreuung. Sie helfen dabei, gesundheitliche Probleme zu erkennen und zu behandeln, die Ihre Schwangerschaft beeinträchtigen könnten.

Vorsorgeuntersuchung vor der Schwangerschaft

Vereinbaren Sie mit Ihrem Arzt einen Termin für eine Vorsorgeuntersuchung vor der Schwangerschaft. Bei diesem Besuch wird Ihr Arzt Ihre Krankengeschichte, Ihren aktuellen Gesundheitszustand und alle Medikamente, die Sie einnehmen, überprüfen. Zu den wichtigsten Bestandteilen dieser Untersuchung gehören:

- **Bluttests:** Zur Überprüfung auf Anämie, Blutgruppe und Infektionskrankheiten.
- **Pap-Abstrich und Beckenuntersuchung:** Zur Erkennung von Gebärmutterhalsanomalien und zur Beurteilung der Gesundheit Ihrer Fortpflanzungsorgane.

- **Impfungen:** Stellen Sie sicher, dass Sie über die erforderlichen Impfungen wie Grippeimpfung und MMR (Masern, Mumps, Röteln) verfügen.

Behandlung chronischer Erkrankungen

Wenn Sie an chronischen Krankheiten wie Diabetes, Bluthochdruck oder Schilddrüsenerkrankungen leiden, ist es wichtig, diese Krankheiten vor der Schwangerschaft zu behandeln. Unkontrollierte Gesundheitsprobleme können während der Schwangerschaft zu Komplikationen führen. Arbeiten Sie mit Ihrem Arzt zusammen, um einen Behandlungsplan zu entwickeln, der sicherstellt, dass Ihre Krankheiten gut unter Kontrolle sind.

Medikamentenüberprüfung

Einige Medikamente dürfen während der Schwangerschaft nicht eingenommen werden. Besprechen Sie alle verschreibungspflichtigen und rezeptfreien Medikamente mit Ihrem Arzt. Er kann Ihnen dabei helfen, Ihre Medikamenteneinnahme so anzupassen, dass sie während der Schwangerschaft unbedenklich ist.

Mundgesundheit und Schwangerschaft

Die Mundgesundheit wird bei der Schwangerschaftsvorsorge oft vernachlässigt, spielt jedoch eine entscheidende Rolle für die allgemeine Gesundheit und den Schwangerschaftsverlauf.

Der Zusammenhang zwischen Mundgesundheit und Schwangerschaft

Eine schlechte Mundgesundheit kann zu Infektionen führen, die sich auf die Schwangerschaft auswirken können. So wird Parodontitis (Zahnfleischerkrankung) beispielsweise mit Frühgeburten und geringem Geburtsgewicht in Verbindung gebracht. Darüber hinaus können hormonelle Veränderungen während der Schwangerschaft das Zahnfleisch anfälliger für Entzündungen und Infektionen machen.

Zahnärztliche Untersuchung vor der Empfängnis

Besuchen Sie Ihren Zahnarzt für eine zahnärztliche Untersuchung vor der Empfängnis. So kann Ihr Zahnarzt bestehende Zahnprobleme behandeln, bevor Sie schwanger werden. Zu den wichtigsten Bestandteilen dieser Untersuchung gehören:

- **Professionelle Reinigung:** Zum Entfernen von Plaque und Zahnstein.

- **Untersuchung:** Zur Überprüfung auf Karies, Zahnfleischerkrankungen und andere Zahnprobleme.
- **Röntgen:** Lassen Sie bei Bedarf vor der Schwangerschaft ein zahnärztliches Röntgen durchführen, da die Strahlenbelastung während der Schwangerschaft minimiert werden sollte.

Aufrechterhaltung der Mundgesundheit während der Schwangerschaft

- **Zähneputzen und Zahnseide:** Putzen Sie Ihre Zähne zweimal täglich mit einer fluoridhaltigen Zahnpasta und verwenden Sie täglich Zahnseide.
- **Gesunde Ernährung:** Vermeiden Sie zuckerhaltige Snacks und Getränke, die zu Karies beitragen können.
- **Regelmäßige Zahnarztbesuche:** Gehen Sie während der Schwangerschaft weiterhin zu Routineuntersuchungen und Zahnreinigungen zu Ihrem Zahnarzt.

Vermeidung von Infektionen und Krankheiten

Die Vorbeugung von Infektionen ist für eine gesunde Schwangerschaft von entscheidender Bedeutung. Einige Infektionen können dem sich entwickelnden Baby schaden oder zu Komplikationen führen.

Häufige Infektionen, die Sie vermeiden sollten

- **Röteln:** Können bei einer Ansteckung während der Schwangerschaft schwere Geburtsfehler verursachen. Stellen Sie sicher, dass Sie vor der Schwangerschaft geimpft sind.
- **Windpocken:** Eine weitere Infektion, die während der Schwangerschaft Komplikationen verursachen kann. Lassen Sie Ihren Immunstatus von Ihrem Arzt bestätigen.
- **Toxoplasmose:** Wird durch einen Parasiten verursacht, der in Katzenkot und nicht durchgegartem Fleisch vorkommt. Vermeiden Sie den Umgang mit Katzenstreu und stellen Sie sicher, dass das Fleisch gründlich durchgegart ist.
- **Listeriose :** Eine bakterielle Infektion durch verunreinigte Lebensmittel. Vermeiden Sie nicht pasteurisierte Milchprodukte, Wurstwaren und gekühlte geräucherte Meeresfrüchte.

Grippeimpfung

Eine Grippeimpfung vor oder während der Schwangerschaft ist unerlässlich. Die Grippe kann bei schwangeren Frauen schwere Erkrankungen und Komplikationen verursachen. Die Grippeimpfung ist in allen Schwangerschaftstrimestern sicher.

Covid-19 Vorsichtsmaßnahmen

Die COVID-19-Pandemie hat die Bedeutung der Infektionsprävention unterstrichen. Befolgen Sie die Richtlinien des öffentlichen Gesundheitswesens, um Ihr Risiko einer Ansteckung mit COVID-19 zu verringern. Besprechen Sie die Impfung mit Ihrem Arzt, um sicherzustellen, dass Sie geschützt sind.

Gute Hygienepraxis

- **Händewaschen:** Waschen Sie Ihre Hände häufig mit Wasser und Seife, insbesondere nach der Benutzung der Toilette, dem Umgang mit Lebensmitteln und dem Aufenthalt an öffentlichen Orten.
- **Lebensmittelsicherheit:** Waschen Sie Obst und Gemüse gründlich, garen Sie Fleisch bei sicheren Temperaturen und vermeiden Sie Kreuzkontaminationen in der Küche.
- **Vermeiden Sie kranke Menschen:** Minimieren Sie den Kontakt mit kranken Personen, insbesondere mit ansteckenden Krankheiten.

Behandlung bereits bestehender Infektionen

Wenn Sie chronische Infektionen wie HIV oder Hepatitis haben, sollten Sie vor der Schwangerschaft mit Ihrem Arzt zusammenarbeiten, um diese Erkrankungen zu behandeln. Eine ordnungsgemäße Behandlung kann das Übertragungsrisiko auf das Baby verringern und den Schwangerschaftsverlauf verbessern.

Die Vorbereitung Ihres Körpers auf die Schwangerschaft ist ein vielschichtiger Prozess, der die Wahl eines gesunden Lebensstils, die Durchführung notwendiger medizinischer Untersuchungen und die Ergreifung proaktiver Maßnahmen zur Vorbeugung von Infektionen umfasst. Indem Sie Ihrer Gesundheit bereits vor der Empfängnis höchste Priorität einräumen, können Sie Ihre Chancen auf eine gesunde Schwangerschaft und ein gesundes Baby erheblich steigern. In diesem Kapitel haben wir Ihnen einen umfassenden Leitfaden zu den wesentlichen Aspekten der Schwangerschaftsvorbereitung gegeben. Denken Sie daran, dass der Weg zur Elternschaft lange vor der Empfängnis beginnt und die Anstrengungen, die Sie jetzt unternehmen, den Weg für eine freudige und gesunde Schwangerschaft ebnen.

Kapitel 6: Planung und finanzielle Vorbereitung

Zur Vorbereitung auf ein Baby gehört mehr als nur emotionale und körperliche Vorbereitung; auch die finanzielle Planung ist entscheidend. Die Kosten für die Erziehung eines Kindes können beträchtlich sein, und eine vorausschauende Planung kann helfen, den finanziellen Stress, dem junge Eltern oft ausgesetzt sind, zu mindern. In diesem Kapitel erfahren Sie, wie Sie Ihr Babybudget planen, Versicherungs- und medizinische Kosten verstehen, Elternzeit und Arbeitsanpassungen in Betracht ziehen und ein sicheres und komfortables Zuhause für Ihren Neuankömmling einrichten.

Budgetplanung für das Baby

Einer der ersten Schritte bei der finanziellen Vorbereitung ist die Erstellung eines Budgets, das die neuen Ausgaben berücksichtigt, die mit der Geburt Ihres Babys anfallen. Dazu gehören sowohl einmalige Kosten als auch laufende Ausgaben. So beginnen Sie:

1. **Einmalige Ausgaben auflisten** :
   - **Kinderzimmereinrichtung** : Kinderbett, Matratze, Wickeltisch, Kommode, Schaukelstuhl und Dekor.

- **Babyausstattung** : Kinderwagen, Autositz, Babytrage, Hochstuhl und Laufstall.

- **Erste Kleidung und Bedarfsartikel** : Strampler, Nachtwäsche, Windeln, Feuchttücher, Fläschchen und Milchnahrung, falls Sie diese verwenden möchten.

- **Gesundheits- und Sicherheitsartikel** : Babyphone, Erste-Hilfe-Kasten und Schutzgitter.

- **Schwangerschafts- und Stillbedarf** : Umstandsmode, Still-BHs und Milchpumpe.

2. **Laufende Kosten berechnen** :

   - **Windeln und Feuchttücher** : Berechnen Sie, wie viele Sie pro Monat benötigen und wie viel sie kosten.

   - **Säuglingsnahrung und Babynahrung** : Wenn Sie nicht stillen, bedenken Sie die Kosten für Säuglingsnahrung und später für Babynahrung.

   - **Kinderbetreuung** : Kosten für eine Kindertagesstätte, ein Kindermädchen oder einen Babysitter, wenn beide Elternteile berufstätig sind.

   - **Gesundheitsfürsorge** : Regelmäßige Besuche beim Kinderarzt, Impfungen und alle möglichen medizinischen Notfälle.

- **Kleidung und Zubehör** : Babys wachsen schnell, planen Sie daher für die Zeit, die sie benötigen, neue Kleidung und Zubehör ein.
- **Verschiedenes** : Spielzeug, Bücher und andere Lehrmaterialien.

3. **Erstellen Sie einen Sparplan** :

- **Notfallfonds** : Sorgen Sie dafür, dass Sie über einen ausreichenden Notfallfonds zur Deckung unerwarteter Ausgaben verfügen.
- **Langfristiges Sparen** : Beginnen Sie, für zukünftige Bedürfnisse wie Ausbildung und größere medizinische Ausgaben zu sparen.
- **Regelmäßige Einzahlungen** : Richten Sie automatische Überweisungen auf Ihr Sparkonto ein, um regelmäßige Einzahlungen zu gewährleisten.

4. **Verfolgen Sie Ihre Ausgaben** :

- **Monatliche Überprüfung** : Überprüfen Sie regelmäßig Ihr Budget, um sicherzustellen, dass Sie auf dem richtigen Weg sind, und nehmen Sie bei Bedarf Anpassungen vor.
- **Verwenden Sie Budgetierungstools** : Apps und Tabellen können Ihnen dabei helfen, Ihre Ausgaben zu verwalten und den Überblick zu behalten.

Versicherung und medizinische Kosten

Es ist wichtig, dass Sie Ihren Versicherungsschutz und die möglichen medizinischen Kosten im Zusammenhang mit Schwangerschaft und Geburt kennen. Hier sind die wichtigsten Punkte, die Sie berücksichtigen sollten:

1. **Krankenversicherung** :
   - **Überprüfen Sie Ihre Police** : Informieren Sie sich, was Ihre Krankenversicherung abdeckt, einschließlich Schwangerschaftsvorsorge, Wehen und Entbindung sowie Nachsorge.
   - **Selbstbeteiligungskosten** : Ermitteln Sie Ihre Selbstbeteiligungsbeträge, Zuzahlungen und Höchstbeträge.
   - **Fügen Sie Ihr Baby zu Ihrer Police hinzu** : Planen Sie, Ihr Baby gleich nach der Geburt zu Ihrer Krankenversicherungspolice hinzuzufügen.
2. **Kosten für Schwangerschaft und Entbindung** :
   - **Pränatale Pflege** : Routineuntersuchungen, Ultraschalluntersuchungen und pränatale Vitamine.
   - **Wehen und Entbindung** : Krankenhausaufenthalt, Arzthonorare, Anästhesie und mögliche Komplikationen.
   - **Nachsorge** : Nachuntersuchungen, Stillberatung und alle gesundheitlichen Probleme nach der Geburt.
3. **Kinderpflege** :

- **Neugeborenen-Screenings** : Hörtests, Stoffwechselscreenings und Impfungen.
- **Regelmäßige Untersuchungen** : Wachstumsüberwachung, Entwicklungsbeurteilungen und Routineimpfungen.

4. **Zusatzversicherung** :

- **Invaliditätsversicherung** : Erwägen Sie eine kurzfristige Invaliditätsversicherung, um den Einkommensverlust während des Mutterschaftsurlaubs abzudecken.

- **Lebensversicherung** : Stellen Sie sicher, dass beide Elternteile über eine ausreichende Lebensversicherung verfügen, um im Falle eines vorzeitigen Todes für das Kind vorzusorgen.

5. **Flexible Ausgabenkonten (FSAs) und Gesundheitssparkonten (HSAs)** :

- **FSA** : Ermöglicht Ihnen, Geld vor Steuern für medizinische Ausgaben zurückzulegen, die nicht von der Versicherung abgedeckt sind.

- **HSA** : Verfügbar, wenn Sie einen Krankenversicherungsplan mit hoher Selbstbeteiligung haben, bietet Steuervorteile für medizinische Ausgaben.

Die Vereinbarkeit von Beruf und neuen elterlichen Pflichten ist ein wichtiger Aspekt bei der Planung eines Babys. Hier sind die wichtigsten Überlegungen:

1. **Richtlinien zur Elternzeit verstehen** :
   - **Richtlinien des Arbeitgebers** : Prüfen Sie die Richtlinien Ihres Arbeitgebers zum Mutterschafts- und Vaterschaftsurlaub, einschließlich der Dauer und ob dieser bezahlt oder unbezahlt ist.
   - **Landesgesetze** : In einigen Staaten gelten spezielle Gesetze, die zusätzliche Urlaubsansprüche vorsehen, die über die bundesweiten Anforderungen hinausgehen.
2. **Gesetz über den Familien- und Krankenurlaub (FMLA)** :
   - **Anspruch** : FMLA gewährt berechtigten Arbeitnehmern bis zu 12 Wochen unbezahlten, arbeitsplatzgeschützten Urlaub.
   - **Abdeckung** : Stellen Sie sicher, dass Sie die Berechtigungsvoraussetzungen erfüllen und verstehen, wie FMLA auf Ihre Situation anzuwenden ist.
3. **Urlaubsplanung** :

- **Zeitpunkt** : Entscheiden Sie anhand Ihres Geburtstermins und Ihres Gesundheitszustands, wann Sie Ihren Urlaub beginnen möchten.
- **Kommunikation** : Informieren Sie Ihren Arbeitgeber rechtzeitig über Ihre Urlaubspläne, um notwendige Anpassungen zu ermöglichen.
- **Übergangsplan** : Bereiten Sie einen Übergangsplan für Ihre Arbeitsaufgaben vor, um eine reibungslose Übergabe zu gewährleisten.

4. **Flexible Arbeitsregelungen** :

- **Fernarbeit** : Erkunden Sie Optionen für Fernarbeit oder flexible Arbeitszeiten, um Elternschaft und berufliche Verpflichtungen in Einklang zu bringen.
- **Teilzeitarbeit** : Erwägen Sie eine vorübergehende Reduzierung Ihrer Arbeitszeit, wenn Ihr Job und Ihre finanzielle Situation dies zulassen.
- **Jobsharing** : Einige Arbeitgeber bieten Jobsharing-Vereinbarungen an, bei denen sich zwei Mitarbeiter die Aufgaben einer Vollzeitstelle teilen.

5. **Kinderbetreuungsplanung** :

- **Kindertagesstätten** : Informieren Sie sich über die Kindertagesstätten in Ihrer Nähe und besuchen Sie sie, um eine zu finden, die Ihren Bedürfnissen und Ihrem Budget entspricht.

- **Pflege zu Hause** : Erwägen Sie die Einstellung eines Kindermädchens oder Babysitters für eine persönlichere Betreuung.
- **Familienunterstützung** : Sofern vorhanden, können Familienmitglieder eine zuverlässige und kostengünstige Kinderbetreuung gewährleisten.

Ein sicheres und komfortables Zuhause schaffen

Es ist wichtig, eine sichere und angenehme Umgebung für Ihr Baby zu schaffen. Dazu gehört die Vorbereitung des Kinderzimmers, die kindersichere Gestaltung Ihres Zuhauses und die Sicherstellung, dass alle wichtigen Dinge vorhanden sind.

1. **Vorbereitung des Kinderzimmers** :
   - **Standort** : Wählen Sie einen ruhigen Raum in der Nähe Ihres Schlafzimmers.
   - **Möbel** : Investieren Sie in ein stabiles Kinderbett, einen Wickeltisch, eine Kommode und einen bequemen Stuhl zum Füttern und Schaukeln.
   - **Dekor** : Halten Sie es einfach und beruhigend. Wählen Sie sanfte Farben und vermeiden Sie Unordnung.
2. **Machen Sie Ihr Zuhause kindersicher** :

- **Sicherheitsgitter** : Installieren Sie Sicherheitsgitter oben und unten an Treppen.
- **Steckdosen** : Decken Sie alle Steckdosen mit Sicherheitssteckern ab.
- **Möbelanker** : Befestigen Sie schwere Möbel an der Wand, um ein Umkippen zu verhindern.
- **Gefährliche Stoffe** : Bewahren Sie Reinigungsmittel, Medikamente und andere gefährliche Stoffe außerhalb der Reichweite auf.

3. **Wichtige Babyartikel** :

- **Kleidung** : Decken Sie sich mit Stramplern, Nachtwäsche, Socken und Mützen ein. Wählen Sie weiche, atmungsaktive Stoffe.
- **Wickeln** : Halten Sie genügend Windeln, Feuchttücher, Windelcreme und eine Wickelunterlage bereit.
- **Füttern** : Egal, ob Sie stillen oder mit der Flasche füttern, halten Sie Flaschen, Sauger, eine Milchpumpe und einen Sterilisator bereit.
- **Baden** : Holen Sie sich eine Babybadewanne, milde Babyseife, Shampoo und weiche Handtücher.
- **Schlafen** : Stellen Sie sicher, dass die Matratze im Kinderbett fest ist und gut passt. Vermeiden Sie Kissen, Decken und Stofftiere im Kinderbett.

4. **Gesundheits- und Sicherheitsartikel** :

- **Erste-Hilfe-Kasten** : Enthält babyspezifische Artikel wie ein digitales Thermometer, ein Schmerzmittel für Säuglinge und einen Nasensauger.

- **Babyphone** : Wählen Sie ein zuverlässiges Babyphone, um Ihr Baby im Auge zu behalten, wenn Sie nicht im Zimmer sind.

- **Autositz** : Stellen Sie sicher, dass Sie einen Autositz haben, der den Sicherheitsstandards entspricht und ordnungsgemäß installiert ist.

5. **Komfort und Bequemlichkeit** :

- **Aufbewahrungslösungen** : Organisieren Sie Babykleidung, Spielzeug und Babybedarf in Kisten, Körben und Regalen.

- **Fütterungsstation** : Richten Sie einen ausgewiesenen Bereich zum Füttern mit einem bequemen Stuhl, einem Beistelltisch für Vorräte und guter Beleuchtung ein.

- **Wickelstation** : Bewahren Sie Wickelutensilien geordnet und in Reichweite auf.

Mit diesen Schritten können Sie sicherstellen, dass Ihr Zuhause bereit ist, Ihr neues Baby in einer sicheren und komfortablen Umgebung willkommen zu heißen. Die richtige Planung und Vorbereitung wird Ihnen helfen, sich darauf zu konzentrieren, die besonderen Momente mit Ihrem Neugeborenen ohne unnötigen Stress zu genießen.

Die finanzielle und logistische Planung für ein neues Baby kann überwältigend erscheinen, aber wenn man sie in überschaubare Schritte aufteilt, kann der Prozess einfacher werden. Indem Sie die Babykosten budgetieren, sich über Versicherungs- und medizinische Kosten im Klaren sind, Elternzeit und Arbeitsanpassungen planen und ein sicheres und komfortables Zuhause einrichten, können Sie eine stabile und unterstützende Umgebung für Ihre wachsende Familie schaffen. Diese Vorbereitung wird Ihnen nicht nur Seelenfrieden geben, sondern Ihnen auch ermöglichen, sich auf die Freude und Aufregung zu konzentrieren, Ihr neues Baby auf der Welt willkommen zu heißen.

Kapitel 7: Mentale und emotionale Vorbereitung

Ängste und Erwartungen ansprechen

Die Reise zum Elternsein ist eine bedeutende Lebensveränderung, die eine Mischung aus Aufregung, Vorfreude und oft auch einer gehörigen Portion Angst und Sorge mit sich bringt. Es ist völlig normal, dass Sie bei der Vorbereitung auf die Schwangerschaft und die Ankunft Ihres Babys Bedenken und Erwartungen haben. Wenn Sie diese Emotionen frühzeitig ansprechen, können Sie sich besser unter Kontrolle fühlen und auf die bevorstehenden Veränderungen vorbereitet sein.

Eine der häufigsten Ängste ist die Ungewissheit über die Schwangerschaft selbst. Viele werdende Eltern sorgen sich um die Gesundheit ihres Babys, mögliche Komplikationen und ihre eigene Fähigkeit, die körperlichen und emotionalen Belastungen der Schwangerschaft zu bewältigen. Es ist wichtig, diese Ängste anzuerkennen, anstatt sie zu unterdrücken. Ein Gespräch mit Ihrem Arzt kann Ihnen Sicherheit und praktische Ratschläge geben. Denken Sie daran, dass regelmäßige Schwangerschaftsvorsorge und das Befolgen medizinischer Anweisungen die mit einer Schwangerschaft verbundenen Risiken erheblich verringern.

Eine weitere häufige Sorge ist die Angst vor der Geburt. Der Gedanke an Wehen und Entbindung kann entmutigend sein, besonders wenn Sie zum ersten Mal Eltern werden. Wenn Sie sich über den Prozess informieren, die Möglichkeiten der Schmerzbehandlung verstehen und einen Geburtsplan entwickeln, kann dies helfen, diese Angst zu lindern. Erwägen Sie die Teilnahme an Geburtsvorbereitungskursen, die detaillierte Informationen über Wehen, Entbindung und Nachsorge bieten. Diese Kurse bieten auch eine Plattform, um Fragen zu stellen und Ihre Bedenken zu äußern.

Das Setzen realistischer Erwartungen ist entscheidend für Ihr geistiges und emotionales Wohlbefinden. Schwangerschaft und Elternschaft gehen oft mit idealisierten Bildern und gesellschaftlichem Druck einher, die unrealistische Erwartungen erzeugen können. Es ist wichtig, sich daran zu erinnern, dass jede Schwangerschaft einzigartig ist und der Vergleich mit anderen zu unnötigem Stress führen kann.

Auch die Erwartungen an die körperlichen Veränderungen während der Schwangerschaft können eine Herausforderung darstellen. Ihr Körper wird erhebliche Veränderungen durchmachen und es ist normal, sich manchmal unsicher zu fühlen. Akzeptieren Sie diese Veränderungen als Teil der wundervollen Reise, neues Leben auf die Welt zu bringen. Umgeben Sie sich mit unterstützenden Menschen, die diese Veränderungen mit Ihnen feiern.

Das Üben von Achtsamkeits- und Entspannungstechniken kann sehr effektiv bei der Bewältigung von Angst und Furcht sein. Techniken wie tiefes Atmen, Meditation und pränatales Yoga können helfen, Ihren Geist und Körper zu beruhigen. Diese Übungen reduzieren nicht nur Stress, sondern bereiten Sie auch auf die Geburt vor, indem sie Ihre Konzentrationsfähigkeit und Ihre Fähigkeit, ruhig zu bleiben, verbessern.

Tagebuchschreiben ist ein weiteres wirksames Mittel, um Ihre Ängste und Erwartungen anzugehen. Das Aufschreiben Ihrer Gedanken und Gefühle kann Klarheit und ein Gefühl der Erleichterung verschaffen. Es ermöglicht Ihnen, Ihre Emotionen zu verarbeiten und Ihren Weg zu verfolgen, sodass Sie Ihr Wachstum und Ihre Belastbarkeit im Laufe der Zeit leichter erkennen können.

Wenn Ihre Ängste und Sorgen überwältigend sind, zögern Sie nicht, professionelle Hilfe in Anspruch zu nehmen. Ein Gespräch mit einem Therapeuten, der auf pränatale und postnatale Betreuung spezialisiert ist, kann enorm hilfreich sein. Die Therapie bietet einen sicheren Raum, um Ihre Sorgen zu besprechen, Bewältigungsstrategien zu erlernen und emotionale Unterstützung zu erhalten.

Ein starkes Unterstützungsnetzwerk ist für Ihr geistiges und emotionales Wohlbefinden während der Schwangerschaft von entscheidender Bedeutung. Sich mit unterstützenden Personen zu umgeben, kann einen erheblichen Unterschied darin machen, wie Sie diese transformative Zeit erleben.

Ihr Unterstützungsnetzwerk kann aus verschiedenen Personen bestehen, beispielsweise Ihrem Partner, Ihrer Familie, Freunden und Gesundheitsdienstleistern. Es ist wichtig zu wissen, auf wen Sie sich bei verschiedenen Arten von Unterstützung verlassen können. Ihr Partner kann Ihnen beispielsweise emotionale und praktische Unterstützung bieten, während Ihr Gesundheitsdienstleister Ihnen medizinische Beratung und Zuspruch bietet.

Familienmitglieder, insbesondere diejenigen, die selbst eine Schwangerschaft erlebt haben, können eine große Quelle der Weisheit und des Trostes sein. Freunde, die ebenfalls Eltern sind, können ihre Erfahrungen teilen und praktische Tipps geben. Es ist hilfreich, eine Mischung von Personen zu haben, die emotionale, informative und konkrete Unterstützung bieten können.

Effektive Kommunikation ist der Schlüssel zum Aufbau und zur Aufrechterhaltung eines starken Unterstützungsnetzwerks. Zögern Sie nicht, Ihre Bedürfnisse auszudrücken und bei Bedarf um Hilfe zu bitten. Ob emotionale Unterstützung, Hilfe bei Haushaltsaufgaben oder einfach nur jemand, der zuhört: Wenn Sie Ihrem Unterstützungsnetzwerk mitteilen, was Sie brauchen, können Sie sich besser unterstützt und weniger isoliert fühlen.

Es ist auch wichtig, Grenzen zu setzen und Ihre Präferenzen mitzuteilen. Während der Schwangerschaft kann es viele ungebetene Ratschläge geben. Wenn Sie höflich, aber bestimmt mitteilen, welche Art von Unterstützung und Informationen Sie suchen, kann Ihnen das helfen, Ihr emotionales Gleichgewicht zu bewahren.

Der Beitritt zu einer Selbsthilfegruppe kann zusätzliche Unterstützung und Gemeinschaft bieten. Selbsthilfegruppen für werdende Eltern bieten die Möglichkeit, Erfahrungen auszutauschen, Fragen zu stellen und Ermutigung von anderen zu erhalten, die sich auf demselben Weg befinden. Diese Gruppen finden Sie in örtlichen Krankenhäusern, Gemeindezentren oder auf Online-Plattformen.

Online-Foren und Social-Media-Gruppen, die sich mit Schwangerschaft und Elternschaft befassen, können ebenfalls wertvolle Ressourcen sein. Diese Communities bieten oft eine Fülle von Informationen und ein Gefühl der Kameradschaft. Es ist jedoch wichtig, Online-Informationen mit Bedacht zu betrachten und immer mit Ihrem Arzt abzuklären.

Ihre Gesundheitsdienstleister spielen eine entscheidende Rolle in Ihrem Unterstützungsnetzwerk. Regelmäßige Kontrolluntersuchungen und offene Kommunikation mit Ihrem Arzt oder Ihrer Hebamme können Ihnen Sicherheit geben und alle medizinischen Bedenken ausräumen, die Sie möglicherweise haben. Zögern Sie nicht, Fragen zu stellen und Ihre Ängste und Erwartungen mit ihnen zu besprechen. Sie können Ihnen evidenzbasierte Informationen geben und Sie durch jede Phase Ihrer Schwangerschaft führen.

Zum Aufbau eines Unterstützungsnetzwerks gehört auch, dass Sie auf sich selbst achten. Selbstfürsorge bedeutet nicht nur, sich selbst zu verwöhnen; es geht darum, Ihre körperlichen, emotionalen und geistigen Bedürfnisse zu erfüllen. Priorisieren Sie Aktivitäten, die Ihnen Freude und Entspannung bringen, sei es das Lesen eines Buches, ein Spaziergang oder das Verbringen von Zeit mit Ihren Lieben. Denken Sie daran, dass die Selbstfürsorge für die Pflege Ihres Babys unerlässlich ist.

Kommunikation mit Ihrem Partner

Eine starke, unterstützende Partnerschaft ist während der Schwangerschaft eines der wichtigsten Vermögenswerte. Eine offene und ehrliche Kommunikation mit Ihrem Partner kann Ihre Beziehung stärken und Ihnen beiden helfen, die Veränderungen und Herausforderungen der Schwangerschaft gemeinsam zu meistern.

Es ist wichtig, dass Sie Ihre Ängste und Erwartungen mit Ihrem Partner teilen. Ein offener Dialog über Ihre jeweiligen Erfahrungen kann gegenseitiges Verständnis und Unterstützung fördern. Ermutigen Sie Ihren Partner, auch seine Gedanken und Gefühle mitzuteilen. Denken Sie daran, dass Ihr Partner möglicherweise auch seine eigenen Ängste und Erwartungen in Bezug auf Schwangerschaft und Elternschaft hat.

Die gemeinsame Planung der Ankunft Ihres Babys kann eine verbindende Erfahrung sein. Besprechen und treffen Sie Entscheidungen über wichtige Themen wie Geburtspläne, Erziehungsstile und die Aufteilung der Verantwortlichkeiten. Die gemeinsame Arbeit an diesen Plänen kann Ihnen beiden helfen, sich besser vorbereitet und verbunden zu fühlen.

Eine Schwangerschaft kann körperliche und emotionale Veränderungen mit sich bringen, die die Intimität beeinträchtigen. Es ist wichtig, während dieser Zeit körperliche und emotionale Nähe zu wahren. Sprechen Sie offen über Ihre Bedürfnisse und etwaige Beschwerden, die Sie möglicherweise verspüren. Neue Wege zu finden, um miteinander in Kontakt zu treten und sich gegenseitig zu unterstützen, kann helfen, die Intimität zu wahren und Ihre Beziehung zu stärken.

Unterstützen Sie sich gegenseitig, indem Sie geduldig und verständnisvoll sind. Eine Schwangerschaft kann eine Achterbahn der Gefühle sein und es wird Zeiten geben, in denen Sie beide zusätzliche Unterstützung brauchen. Kleine Gesten der Freundlichkeit und Wertschätzung können viel dazu beitragen, Ihrem Partner zu zeigen, dass Sie sich um ihn kümmern und für ihn da sind.

Nehmen Sie, wenn möglich, gemeinsam an Vorsorgeuntersuchungen teil. Dies bietet nicht nur emotionale Unterstützung, sondern hilft Ihrem Partner auch, über die Schwangerschaft informiert und involviert zu bleiben. Es ist für Sie beide eine Gelegenheit, Fragen zu stellen und sich von Ihrem Arzt beraten zu lassen.

Es ist wichtig, zu besprechen, wie Sie die elterlichen Pflichten aufteilen. Sprechen Sie darüber, wie Sie das nächtliche Füttern, Windeln wechseln und andere tägliche Aufgaben handhaben. Wenn Sie diese Gespräche frühzeitig führen, können Sie realistische Erwartungen setzen und spätere Missverständnisse vermeiden.

Wenn Sie feststellen, dass die Schwangerschaft Ihre Beziehung belastet, sollten Sie eine Paarberatung in Betracht ziehen. Ein Therapeut kann Ihnen helfen, die Veränderungen und Herausforderungen zu bewältigen, die Kommunikation zu verbessern und Ihre Bindung zu stärken.

Vorbereitung auf Veränderungen im Lebensstil

Schwangerschaft und Elternschaft bringen erhebliche Veränderungen im Lebensstil mit sich. Wenn Sie sich auf diese Veränderungen vorbereiten, können Sie sich leichter anpassen und Stress reduzieren.

Ihr Tagesablauf wird sich ändern, während Sie sich auf die Ankunft Ihres Babys vorbereiten. Bedenken Sie, wie sich Ihr Zeitplan ändern könnte, um Vorsorgeuntersuchungen, Ruhepausen und schließlich die Bedürfnisse Ihres Babys unterzubringen. Vorausplanung kann Ihnen helfen, Ihre Zeit effektiver zu nutzen.

Um Ihr Zuhause auf die Ankunft Ihres Babys vorzubereiten, müssen Sie mehr tun, als nur ein Kinderzimmer einzurichten. Denken Sie an Sicherheitsmaßnahmen wie die Kindersicherung Ihres Zuhauses, die Installation von Kindersitzen und die Gewährleistung einer sauberen und komfortablen Umgebung. Wenn Sie diese Vorbereitungen getroffen haben, fühlen Sie sich besser vorbereitet und weniger überfordert.

Schwangerschaft und Kindererziehung bringen finanzielle Überlegungen mit sich. Überprüfen Sie Ihr Budget und beginnen Sie, für Ausgaben wie Arztrechnungen, Babybedarf und Kinderbetreuung zu sparen. Finanzplanung kann Ihnen Seelenfrieden geben und Ihnen helfen, sich sicherer zu fühlen, während Sie sich auf die Elternschaft vorbereiten.

Die Vereinbarkeit von Beruf und Familie ist ein weiterer wichtiger Aspekt bei der Vorbereitung auf Veränderungen im Lebensstil. Erwägen Sie, mit Ihrem Arbeitgeber flexible Arbeitsregelungen zu besprechen, z. B. die Anpassung Ihrer Arbeitszeit oder die Arbeit von zu Hause aus. Dies kann Ihnen helfen, Ihre Zeit besser einzuteilen und Stress abzubauen.

Körperliches und geistiges Wohlbefinden sind eng miteinander verbunden, und während der Schwangerschaft ist es wichtig, einen gesunden Lebensstil beizubehalten. Treiben Sie weiterhin regelmäßig Sport, ernähren Sie sich ausgewogen und ruhen Sie sich viel aus. Diese Gewohnheiten sind nicht nur gut für Ihre körperliche Gesundheit, sondern fördern auch Ihr geistiges und emotionales Wohlbefinden.

Soziale Unterstützung ist ein wesentlicher Bestandteil der Vorbereitung auf Veränderungen im Lebensstil. Verlassen Sie sich auf Ihr Unterstützungsnetzwerk, um praktische Hilfe und emotionale Unterstützung zu erhalten. Zögern Sie nicht, um Hilfe bei Aufgaben wie Hausarbeit, Besorgungen oder Babysitting zu bitten. Das Teilen von Verantwortlichkeiten kann den Übergang zur Elternschaft reibungsloser und weniger stressig gestalten.

Die emotionale Vorbereitung ist genauso wichtig wie die praktische Vorbereitung. Nehmen Sie sich Zeit, um über die bevorstehenden Veränderungen und Ihre Gefühle darüber nachzudenken. Es ist normal, gemischte Gefühle zu verspüren, darunter Aufregung, Angst und sogar Furcht. Wenn Sie diese Gefühle anerkennen und ansprechen, können Sie sich geerdeter und vorbereiteter fühlen.

In dieser Zeit ist Selbstfürsorge unerlässlich. Achten Sie darauf, dass Sie sich um Ihre eigenen Bedürfnisse kümmern, sei es durch Entspannung, Hobbys oder Zeit mit Ihren Lieben. Denken Sie daran, dass es nicht egoistisch ist, auf sich selbst zu achten; es ist notwendig für Ihr Wohlbefinden und Ihre Fähigkeit, sich um Ihr Baby zu kümmern.

Informieren Sie sich über die Veränderungen und Herausforderungen der Elternschaft. Lesen Sie Bücher, besuchen Sie Elternkurse und holen Sie sich Rat bei erfahrenen Eltern. Je besser Sie informiert sind, desto sicherer werden Sie sich in dieser neuen Lebensphase fühlen.

Und schließlich: Seien Sie geduldig mit sich selbst und Ihrem Partner. Die Anpassung an veränderte Lebensstile braucht Zeit und es ist wichtig, mitfühlend und verständnisvoll miteinander umzugehen. Denken Sie daran, dass es in Ordnung ist, um Hilfe zu bitten und die Dinge Schritt für Schritt anzugehen.

Indem Sie Ängste und Erwartungen ansprechen, ein Unterstützungsnetzwerk aufbauen, mit Ihrem Partner kommunizieren und sich auf Veränderungen Ihres Lebensstils vorbereiten, können Sie eine solide Grundlage für Veränderungen Ihres Lebensstils schaffen und so eine gesunde und selbstbewusste Schwangerschaft ermöglichen. Diese Vorbereitung wird Ihnen helfen, die bevorstehende Reise mit Widerstandskraft und Anmut zu meistern und eine positive Erfahrung für Sie und Ihr Baby sicherzustellen.

Kapitel 8: Gesundheitsuntersuchungen vor der Schwangerschaft

Zur Vorbereitung auf eine Schwangerschaft müssen Sie mehrere wichtige Schritte unternehmen, um sicherzustellen, dass Sie und Ihr zukünftiges Baby gesund sind. Einer der wichtigsten Schritte in diesem Prozess sind gründliche Gesundheitsuntersuchungen vor der Schwangerschaft. Diese Untersuchungen können dabei helfen, mögliche Gesundheitsprobleme zu erkennen und zu behandeln, bevor sie während der Schwangerschaft zu Problemen werden. In diesem Kapitel besprechen wir die verschiedenen Bestandteile von Gesundheitsuntersuchungen vor der Schwangerschaft, darunter körperliche Untersuchungen und Tests, Bluttests und Screenings, Beckenuntersuchungen und Pap-Abstriche sowie die Überprüfung von Medikamenten und Nahrungsergänzungsmitteln.

Körperliche Untersuchungen und Tests

Eine umfassende körperliche Untersuchung ist ein wichtiger Bestandteil der Gesundheitsuntersuchung vor der Schwangerschaft. Mithilfe dieser Untersuchung kann Ihr Arzt Ihren allgemeinen Gesundheitszustand beurteilen und mögliche Probleme identifizieren, die Ihre

Schwangerschaft beeinträchtigen könnten. Während einer körperlichen Untersuchung wird Ihr Arzt:

- **Bewerten Sie Ihren allgemeinen Gesundheitszustand** : Ihr Arzt wird Ihre Krankengeschichte überprüfen, einschließlich aller chronischen Erkrankungen, früherer Operationen und früherer Schwangerschaften. Er wird Sie auch nach Ihrem Lebensstil, Ihrer Ernährung, Ihren Trainingsgewohnheiten und Ihrem Konsum von Tabak, Alkohol oder Freizeitdrogen fragen.
- **Vitalfunktionen messen** : Vitalfunktionen wie Blutdruck, Herzfrequenz, Atemfrequenz und Temperatur werden gemessen. Hoher Blutdruck kann beispielsweise während der Schwangerschaft Risiken bergen, daher ist es wichtig, ihn im Vorfeld zu behandeln.
- **Führen Sie eine körperliche Untersuchung durch** : Dazu gehört die Überprüfung Ihres Herzens und Ihrer Lunge, die Untersuchung Ihres Bauches und eine Brustuntersuchung. Diese Untersuchungen können helfen, körperliche Beschwerden zu erkennen, die vor der Schwangerschaft behandelt werden müssen.
- **Body-Mass-Index (BMI) ermitteln** : Ihr Gewicht und Ihre Größe werden gemessen, um Ihren BMI zu berechnen. Ein gesundes Gewicht ist für die

Fruchtbarkeit und eine gesunde Schwangerschaft entscheidend. Ihr Arzt kann Ihnen bei Bedarf Ratschläge geben, wie Sie durch Ernährung und Bewegung einen gesunden BMI erreichen.

- **Impfstatus überprüfen** : Es ist wichtig, dass Sie über aktuelle Impfungen verfügen, da einige Impfstoffe während der Schwangerschaft nicht verabreicht werden können. Impfungen gegen Röteln (Röteln) und Varizellen (Windpocken) sind besonders wichtig, da eine Ansteckung mit diesen Krankheiten während der Schwangerschaft zu schweren Komplikationen führen kann.

- **Besprechen Sie Lebensstil und Ernährungsgewohnheiten** : Ihr Arzt wird mit Ihnen über Ihren Lebensstil und Ihre Ernährungsgewohnheiten sprechen. Er kann Ihnen Änderungen empfehlen, um sicherzustellen, dass Sie vor der Schwangerschaft in bestmöglicher Gesundheit sind.

- **Führen Sie bei Bedarf weitere Tests durch** : Abhängig von Ihrer Krankengeschichte und Ihrem aktuellen Gesundheitszustand empfiehlt Ihr Arzt möglicherweise weitere Tests, wie z. B. ein EKG (Elektrokardiogramm) zur Überprüfung der Herzfunktion oder einen Schilddrüsenfunktionstest.

Blutuntersuchungen und Screening

Blutuntersuchungen sind ein wichtiger Bestandteil der Vorsorgeuntersuchungen vor der Schwangerschaft, da sie eine Fülle von Informationen über Ihren allgemeinen Gesundheitszustand liefern und mögliche Probleme erkennen können, die die Schwangerschaft beeinträchtigen könnten. Zu den wichtigsten Blutuntersuchungen und Screenings gehören:

- **Komplettes Blutbild (CBC)** : Dieser Test misst verschiedene Bestandteile Ihres Blutes, darunter rote und weiße Blutkörperchen, Hämoglobin und Blutplättchen. Er hilft bei der Erkennung von Erkrankungen wie Anämie, die vor der Schwangerschaft behandelt werden können, um Komplikationen vorzubeugen.
- **Blutgruppe und Rhesusfaktor** : Es ist wichtig, Ihre Blutgruppe und Ihren Rhesusfaktor zu kennen. Wenn Sie Rhesusnegativ und Ihr Partner Rhesuspositiv sind, besteht das Risiko einer Rhesusunverträglichkeit, die bei zukünftigen Schwangerschaften zu ernsthaften Problemen führen kann. Ihr Arzt empfiehlt Ihnen möglicherweise Rhesus-Immunglobulin, um diese Probleme zu vermeiden.
- **Röteln-Immunität** : Dieser Test prüft, ob Sie gegen Röteln immun sind. Wenn Sie nicht immun sind, müssen Sie sich vor einer Schwangerschaft gegen

Röteln impfen lassen, da eine Rötelninfektion während der Schwangerschaft zu schweren Geburtsfehlern führen kann.

- **Hepatitis B- und C-Screening** : Ein Screening auf Hepatitis B und C ist wichtig, da diese Infektionen während der Schwangerschaft oder der Geburt auf Ihr Baby übertragen werden können. Wenn Sie Hepatitis haben, bespricht Ihr Arzt mit Ihnen, wie Sie die Krankheit während der Schwangerschaft behandeln können.

- **Sexuell übertragbare Infektionen (STIs)** : Tests auf STIs wie HIV, Syphilis, Chlamydien und Gonorrhoe sind unerlässlich, da unbehandelte Infektionen während der Schwangerschaft Komplikationen verursachen und die Gesundheit Ihres Babys beeinträchtigen können. Eine frühzeitige Erkennung und Behandlung kann diese Probleme verhindern.

- **Schilddrüsenfunktionstests** : Schilddrüsenprobleme können die Fruchtbarkeit und Schwangerschaft beeinträchtigen. Tests wie TSH (Schilddrüsenstimulierendes Hormon) und T4 (Thyroxin) können eine Unter- oder Überfunktion der Schilddrüse feststellen und ermöglichen eine entsprechende Behandlung vor der Schwangerschaft.

- **Diabetes-Screening** : Wenn bei Ihnen Risikofaktoren für Diabetes vorliegen, wie z. B. eine familiäre Vorbelastung oder Übergewicht, empfiehlt Ihr Arzt möglicherweise einen Nüchternblutzuckertest oder einen HbA1c-Test, um auf Diabetes oder Prädiabetes zu prüfen. Die Kontrolle des Blutzuckerspiegels vor der Schwangerschaft ist entscheidend, um Komplikationen vorzubeugen.

- **Genetisches Trägerscreening** : Abhängig von Ihrer Familiengeschichte und ethnischen Zugehörigkeit kann Ihr Arzt ein genetisches Screening auf Erkrankungen wie Mukoviszidose, Sichelzellenanämie oder Tay -Sachs-Krankheit empfehlen. Die Identifizierung genetischer Risiken ermöglicht eine fundierte Entscheidungsfindung und Planung.

Beckenuntersuchungen und Pap-Abstriche

Beckenuntersuchungen und Pap-Abstriche sind wichtige Bestandteile der Gesundheitsuntersuchungen vor der Schwangerschaft. Diese Tests helfen sicherzustellen, dass Ihre Fortpflanzungsorgane gesund sind, und identifizieren etwaige Probleme, die vor der Empfängnis behandelt werden müssen.

- **Beckenuntersuchung** : Bei einer Beckenuntersuchung untersucht Ihr Arzt Ihre äußeren und inneren Geschlechtsorgane, einschließlich Vulva, Vagina, Gebärmutterhals, Gebärmutter und Eierstöcke. Diese Untersuchung hilft, Erkrankungen wie Myome, Eierstockzysten oder Infektionen zu erkennen, die Ihre Fähigkeit, schwanger zu werden oder eine gesunde Schwangerschaft aufrechtzuerhalten, beeinträchtigen könnten.

- **Pap-Abstrich** : Bei einem Pap-Abstrich (oder Pap-Test) werden Zellen aus Ihrem Gebärmutterhals entnommen, dem unteren Teil Ihrer Gebärmutter, der in die Vagina mündet. Die Zellen werden unter dem Mikroskop auf Anomalien untersucht, die auf Gebärmutterhalskrebs oder präkanzeröse Veränderungen hinweisen könnten. Es ist wichtig, alle abnormalen Ergebnisse vor einer Schwangerschaft zu untersuchen, da Behandlungen während der Schwangerschaft komplizierter sein können.

- **Test auf humanes Papillomavirus (HPV)** : Dieser Test wird häufig zusammen mit einem Pap-Abstrich durchgeführt und prüft, ob HPV vorhanden ist, ein Virus, das Gebärmutterhalskrebs verursachen kann. Wenn HPV nachgewiesen wird, bespricht Ihr Arzt weitere Tests oder Überwachungen.

- **Screening auf Infektionen** : Ihr Arzt kann Sie auf Infektionen testen, die Ihre reproduktive Gesundheit beeinträchtigen könnten, wie bakterielle Vaginose,

Hefe-Infektionen oder sexuell übertragbare Infektionen (STIs). Die Behandlung dieser Infektionen vor der Schwangerschaft verringert das Risiko von Komplikationen.

- **Untersuchung der Gebärmutter und Eierstöcke** : Während der Beckenuntersuchung wird Ihr Arzt nach Anomalien in Größe oder Form Ihrer Gebärmutter und Eierstöcke suchen. Erkrankungen wie Gebärmuttermyome oder Eierstockzysten können die Fruchtbarkeit und Schwangerschaft beeinträchtigen. Wenn Anomalien festgestellt werden, empfiehlt Ihr Arzt möglicherweise weitere Untersuchungen oder Behandlungen.

Überprüfung von Medikamenten und Nahrungsergänzungsmitteln

Die Überprüfung Ihrer aktuellen Medikamente und Nahrungsergänzungsmittel ist ein wichtiger Schritt bei der Planung vor der Schwangerschaft. Bestimmte Medikamente und Nahrungsergänzungsmittel können die Fruchtbarkeit beeinträchtigen oder während der Schwangerschaft Risiken bergen. Daher ist es wichtig, sicherzustellen, dass alles, was Sie einnehmen, sicher ist.

- **Verschreibungspflichtige Medikamente** : Informieren Sie Ihren Arzt über alle verschreibungspflichtigen Medikamente, die Sie derzeit einnehmen. Bei manchen Medikamenten kann es sein, dass sie vor der Schwangerschaft angepasst oder abgesetzt werden müssen, während andere völlig unbedenklich sind. Beispielsweise können bestimmte Blutdruckmedikamente, Aknebehandlungen und Antiepileptika während der Schwangerschaft schädlich sein und müssen möglicherweise durch sicherere Alternativen ersetzt werden.

- **Frei verkäufliche Medikamente** : Frei verkäufliche Medikamente, darunter Schmerzmittel, Erkältungsmittel und Allergiemedikamente, sollten ebenfalls überprüft werden. Einige davon sind während der Schwangerschaft möglicherweise nicht sicher oder müssen in niedrigeren Dosen eingenommen werden. Ihr Arzt kann Ihnen bei Bedarf sichere Alternativen empfehlen.

- **Nahrungsergänzungsmittel und pflanzliche Produkte** : Viele Menschen nehmen aus verschiedenen gesundheitlichen Gründen Nahrungsergänzungsmittel und pflanzliche Produkte ein. Allerdings sind nicht alle Nahrungsergänzungsmittel während der Schwangerschaft unbedenklich. So können beispielsweise hohe Dosen Vitamin A schädlich sein und einige pflanzliche Produkte können den

Hormonspiegel beeinflussen oder Gebärmutterkontraktionen auslösen. Es ist wichtig, alle Nahrungsergänzungsmittel mit Ihrem Arzt zu besprechen, um sicherzustellen, dass Sie sie weiterhin unbedenklich einnehmen können.

- **Pränatale Vitamine** : Es wird empfohlen, bereits vor der Empfängnis mit der Einnahme von pränatalen Vitaminen zu beginnen, um sicherzustellen, dass Sie die für eine gesunde Schwangerschaft wichtigen Nährstoffe erhalten. Pränatale Vitamine enthalten normalerweise Folsäure, Eisen, Kalzium und andere wichtige Nährstoffe. Folsäure ist besonders wichtig, da sie Neuralrohrdefekten beim sich entwickelnden Baby vorbeugt.

- **Medikamente gegen chronische Krankheiten** : Wenn Sie an einer chronischen Krankheit wie Diabetes, Epilepsie oder Bluthochdruck leiden, ist es wichtig, diese Krankheiten vor der Schwangerschaft wirksam zu behandeln. Ihr Arzt wird mit Ihnen zusammenarbeiten, um die Medikamente anzupassen und einen Behandlungsplan zu entwickeln, der Ihre Gesundheit und die Gesundheit Ihres Babys während der Schwangerschaft sicherstellt.

- **Impfungen** : Besprechen Sie Ihren Impfstatus mit Ihrem Arzt. Impfstoffe wie die Grippeimpfung und Tdap (Tetanus, Diphtherie und Keuchhusten) sind während der Schwangerschaft sicher und werden empfohlen. Einige Impfstoffe, wie die Röteln- und Varizellenimpfung, sollten jedoch vor der Empfängnis verabreicht werden.

Zur Vorbereitung auf eine Schwangerschaft müssen Sie proaktiv Maßnahmen ergreifen, um sicherzustellen, dass Sie vor der Empfängnis in bestmöglicher Gesundheit sind. Gesundheitsuntersuchungen vor der Schwangerschaft spielen bei dieser Vorbereitung eine wichtige Rolle, da sie mögliche Gesundheitsprobleme identifizieren und behandeln, die Ihre Schwangerschaft beeinträchtigen könnten. Durch körperliche Untersuchungen und Tests, Bluttests und Screenings, Beckenuntersuchungen und Pap-Abstriche sowie die Überprüfung von Medikamenten und Nahrungsergänzungsmitteln können Sie eine gesunde Grundlage für eine erfolgreiche Schwangerschaft schaffen. Eine enge Zusammenarbeit mit Ihrem Arzt und die erforderlichen Änderungen Ihres Lebensstils können Ihnen dabei helfen, Ihre Schwangerschaft voller Zuversicht und Seelenfrieden anzutreten.

Kapitel 9: Lebensstilanpassungen für eine gesunde Schwangerschaft

Aufhören mit Rauchen, Alkohol und Drogen

Rauchen

Rauchen während der Schwangerschaft ist äußerst schädlich für die Gesundheit von Mutter und Fötus. Tabakrauch enthält Tausende von Chemikalien, darunter Nikotin, Kohlenmonoxid und Teer, die alle die Plazenta passieren und das sich entwickelnde Baby beeinträchtigen können. Rauchen erhöht das Risiko einer Fehlgeburt, Frühgeburt, eines niedrigen Geburtsgewichts, einer Totgeburt und des plötzlichen Kindstods (SIDS). Darüber hinaus kann Rauchen zu Komplikationen wie einer Plazentaablösung führen, bei der sich die Plazenta vorzeitig von der Gebärmutterwand löst und schwere Blutungen verursacht.

Mit dem Rauchen aufzuhören ist eine Herausforderung, aber es ist einer der wichtigsten Schritte, die eine schwangere Frau für ihre Gesundheit und die Gesundheit ihres Babys unternehmen kann. Hier sind einige Strategien, die dabei helfen, mit dem Rauchen aufzuhören:

1. **Suchen Sie professionelle Hilfe** : Durch die Konsultation eines Arztes erhalten Sie

möglicherweise Zugang zu Ressourcen wie Beratung, Selbsthilfegruppen und Medikamenten, die Ihnen bei der Raucherentwöhnung helfen können.

2. **Verhaltenstherapie** : Eine kognitive Verhaltenstherapie (CBT) kann helfen, die psychologischen Aspekte der Nikotinsucht zu behandeln, indem sie Denkmuster und Verhaltensweisen im Zusammenhang mit dem Rauchen ändert.

3. **Nikotinersatztherapie (NRT)** : Schwangere sollten zwar auf Nikotin verzichten, aber wenn es besonders schwierig ist, mit dem Rauchen aufzuhören, kann eine NRT in Betracht gezogen werden. Es ist wichtig, dass die NRT unter ärztlicher Aufsicht angewendet wird.

4. **Unterstützungssysteme** : Die Einbindung von Familie, Freunden und Selbsthilfegruppen kann Ermutigung und Verantwortungsbewusstsein vermitteln.

5. **Auslöser vermeiden** : Es kann hilfreich sein, Situationen zu erkennen und zu vermeiden, die das Verlangen nach einer Zigarette auslösen, wie z. B. gesellige Zusammenkünfte mit Rauchern oder Stresssituationen.

Alkohol

Alkoholkonsum während der Schwangerschaft kann zu schweren Entwicklungsstörungen beim Fötus führen. Die schwerwiegendste Folge sind fetale Alkoholsyndromstörungen (FASD), zu denen körperliche, Verhaltens- und Lernbehinderungen gehören. Alkohol kann die Entwicklung des Gehirns und anderer wichtiger Organe des Babys beeinträchtigen und zu lebenslangen Problemen führen.

Um eine gesunde Schwangerschaft zu gewährleisten, wird empfohlen, vollständig auf Alkohol zu verzichten. Hier sind einige Tipps zum Aufhören mit Alkohol:

1. **Verstehen Sie die Risiken** : Wenn Sie sich über die Auswirkungen von Alkohol auf die Entwicklung des Fötus informieren, kann Ihnen dies die Bedeutung der Abstinenz verdeutlichen.

2. **Suchen Sie Unterstützung** : Der Beitritt zu Selbsthilfegruppen wie den Anonymen Alkoholikern (AA) oder die Inanspruchnahme einer Beratung können die notwendige Unterstützung beim Aufhören mit dem Alkohol bieten.

3. **Ersetzen Sie durch gesunde Alternativen** : Ersetzen Sie alkoholische Getränke durch alkoholfreie Optionen wie Mineralwasser, Kräutertees oder alkoholfreie Cocktails.

4. **Vermeiden Sie verlockende Situationen** : Das Meiden von Umgebungen, in denen Alkohol

vorhanden ist, kann dazu beitragen, Versuchungen zu verringern.

5. **Professionelle Hilfe** : Wenn es Ihnen schwerfällt, mit dem Alkohol aufzuhören, suchen Sie Hilfe bei einem Arzt, der Ihnen die nötigen Ressourcen und Unterstützung bieten kann.

Freizeitdrogen

Der Konsum von Freizeitdrogen während der Schwangerschaft birgt erhebliche Risiken für Mutter und Kind. Drogen wie Marihuana, Kokain, Heroin und Methamphetamin können zu einer Reihe von Komplikationen führen, darunter Frühgeburten, niedriges Geburtsgewicht, Entwicklungsverzögerungen und Entzugserscheinungen bei Neugeborenen.

Um eine drogenfreie Schwangerschaft sicherzustellen, beachten Sie die folgenden Schritte:

1. **Suchen Sie ärztlichen Rat** : Wenden Sie sich an einen Arzt, um sich bei der Drogenentwöhnung beraten und unterstützen zu lassen. Er kann Sie an geeignete Behandlungsprogramme und Ressourcen verweisen.

2. **Therapie und Beratung** : Verhaltenstherapien und Beratung können bei der Behandlung der zugrunde

liegenden Probleme helfen, die zum Drogenkonsum
beitragen, und Strategien zur Entwöhnung bieten.

3. **Selbsthilfegruppen** : Der Beitritt zu
Selbsthilfegruppen für Personen, die mit
Drogenmissbrauch kämpfen, kann ein
Gemeinschaftsgefühl und Ermutigung vermitteln.

4. **Rehabilitationsprogramme** : In schweren Fällen
kann die Teilnahme an einem
Rehabilitationsprogramm umfassende Unterstützung
und Behandlung zur Beendigung des
Drogenkonsums bieten.

5. **Vermeiden Sie Auslöser und
Hochrisikosituationen** : Das Erkennen und
Vermeiden von Situationen oder Personen, die mit
Drogenkonsum in Verbindung stehen, kann dazu
beitragen, das Rückfallrisiko zu verringern.

Reduzierung des Koffeinkonsums

Koffein ist ein Stimulans, das in Kaffee, Tee, Schokolade
und vielen Softdrinks und Energydrinks enthalten ist.
Während ein mäßiger Koffeinkonsum im Allgemeinen als
unbedenklich gilt, wird übermäßiger Konsum während der
Schwangerschaft mit einem erhöhten Risiko für
Fehlgeburten, Frühgeburten, niedriges Geburtsgewicht und
Entwicklungsstörungen in Verbindung gebracht.

Das American College of Obstetricians and Gynecologists (ACOG) empfiehlt, die Koffeinaufnahme während der Schwangerschaft auf nicht mehr als 200 Milligramm pro Tag zu beschränken, was ungefähr der Menge in einer 12-Unzen-Tasse Kaffee entspricht. Hier sind einige Strategien zur Reduzierung der Koffeinaufnahme:

1. **Wechseln Sie zu koffeinfreien Optionen** : Wählen Sie koffeinfreien Kaffee, Tee und andere Getränke, um Ihren Appetit ohne hohen Koffeingehalt zu stillen.

2. **Achten Sie auf Koffeinquellen** : Achten Sie auf versteckte Koffeinquellen wie Schokolade, bestimmte Medikamente und Softdrinks. Das Lesen der Etiketten kann Ihnen dabei helfen, Ihre gesamte Koffeinaufnahme zu verfolgen.

3. **Allmähliche Reduzierung** : Wenn Sie es gewohnt sind, große Mengen Koffein zu konsumieren, reduzieren Sie Ihren Konsum allmählich, um Entzugserscheinungen wie Kopfschmerzen und Reizbarkeit zu vermeiden.

4. **Gesunde Alternativen** : Ersetzen Sie koffeinhaltige Getränke durch Kräutertees, Wasser oder Milch, um eine ausreichende Flüssigkeits- und Nährstoffversorgung sicherzustellen.

5. **Sorgen Sie für ausreichende Flüssigkeitszufuhr** : Viel Wasser zu trinken kann Ihr Verlangen nach

koffeinhaltigen Getränken verringern und für ausreichende Flüssigkeitszufuhr sorgen.

Sichere Lebensmittel

Eine gesunde Ernährung während der Schwangerschaft ist für die Entwicklung des Babys und das Wohlbefinden der Mutter von entscheidender Bedeutung. Hier sind einige sichere Lebensmittel, die wichtige Nährstoffe liefern:

1. **Obst und Gemüse** : Reich an Vitaminen, Mineralien und Ballaststoffen. Wählen Sie eine Vielzahl von Farben, um ein breites Nährstoffspektrum zu gewährleisten.
2. **Vollkorn** : Lebensmittel wie Haferflocken, brauner Reis und Vollkornbrot liefern Energie und Ballaststoffe.
3. **Magere Proteine** : Zu den Quellen gehören Geflügel, mageres Rindfleisch, Tofu, Bohnen und Hülsenfrüchte. Diese sind wichtig für das Wachstum und die Entwicklung des Babys.
4. **Milchprodukte** : Milch, Käse und Joghurt liefern Kalzium und Vitamin D, die für gesunde Knochen unerlässlich sind.

5. **Gesunde Fette** : Nehmen Sie essentielle Fettsäuren aus Avocados, Nüssen, Samen und Olivenöl zu sich.

Unsichere Lebensmittel

Bestimmte Lebensmittel sollten während der Schwangerschaft vermieden werden, da das Risiko einer Verunreinigung oder einer schädlichen Wirkung auf das Baby besteht. Hier sind einige Lebensmittel, die Sie meiden sollten:

1. **Rohes oder nicht durchgegartes Fleisch und Eier** : Diese können schädliche Bakterien wie Salmonellen und E. coli enthalten. Stellen Sie sicher, dass das gesamte Fleisch gründlich und die Eier vollständig durchgegart sind.
2. **Nicht pasteurisierte Milchprodukte** : Diese können Listerien enthalten, die bei Neugeborenen Fehlgeburten oder schwere Erkrankungen verursachen können. Wählen Sie immer pasteurisierte Produkte.
3. **Bestimmte Fischsorten** : Vermeiden Sie quecksilberreiche Fischsorten wie Hai, Schwertfisch, Königsmakrele und Goldbrasse. Entscheiden Sie sich stattdessen für quecksilberarme Fischsorten wie Lachs, Sardinen und Forelle.

4. **Wurstwaren und Hot Dogs** : Auch sie können Listerien enthalten. Vor dem Verzehr sollten sie erhitzt werden, bis sie dampfend heiß sind.

5. **Rohe Sprossen** : Alfalfa-, Klee- und Radieschensprossen können mit Bakterien kontaminiert sein. Am besten vermeiden Sie sie, es sei denn, sie sind vollständig gekocht.

6. **Koffein und Alkohol** : Wie bereits besprochen, sollten Sie Koffein einschränken und Alkohol vollständig vermeiden.

Zu vermeidende Umweltfaktoren

Chemische Belastungen

Schwangere sollten den Kontakt mit bestimmten Chemikalien vermeiden, die dem sich entwickelnden Baby schaden können. Dazu gehören:

1. **Pestizide und Herbizide** : Diese Chemikalien können schädlich sein, wenn sie eingeatmet oder über die Haut aufgenommen werden. Vermeiden Sie deren Verwendung in Ihrem Haus und Garten.

2. **Haushaltsreiniger** : Einige Reinigungsprodukte enthalten aggressive Chemikalien. Entscheiden Sie sich für natürliche oder hausgemachte Reinigungslösungen.

3. **Farbdämpfe** : Farbdämpfe, insbesondere von Ölfarben und Lösungsmitteln, können schädlich sein. Wenn Farbanstriche notwendig sind, stellen Sie sicher, dass der Bereich gut belüftet ist, oder ziehen Sie in Erwägung, jemanden damit zu beauftragen.

4. **Körperpflegeprodukte** : Einige Kosmetika und Körperpflegeprodukte enthalten schädliche Chemikalien. Wählen Sie Produkte, die als schwangerschaftssicher gekennzeichnet sind.

Strahlung und Wärme

Eine hohe Strahlenbelastung und große Hitze können während der Schwangerschaft Risiken bergen. Beachten Sie die folgenden Vorsichtsmaßnahmen:

1. **Röntgenaufnahme** : Wenn eine Röntgenaufnahme notwendig ist, informieren Sie den Techniker über Ihre Schwangerschaft, damit er entsprechende Vorsichtsmaßnahmen treffen kann.

2. **Whirlpools und Saunen** : Längerer Aufenthalt bei hohen Temperaturen kann das Risiko von Neuralrohrdefekten erhöhen. Whirlpools und Saunen sollten während der Schwangerschaft vermieden werden.

3. **Elektronische Geräte** : Obwohl die alltägliche Verwendung elektronischer Geräte im Allgemeinen als sicher gilt, ist es ratsam, eine längere Exposition

gegenüber elektromagnetischen Feldern aus Hochleistungsquellen zu vermeiden.

Infektionserreger

Schwangere sollten Vorsichtsmaßnahmen treffen, um Infektionen zu vermeiden, die das Baby beeinträchtigen können. Wichtige Schritte sind:

1. **Handhygiene** : Waschen Sie sich häufig die Hände, insbesondere nach dem Umgang mit rohem Fleisch, der Benutzung der Toilette oder der Pflege kranker Personen.
2. **Impfungen** : Stellen Sie vor der Schwangerschaft sicher, dass Ihr Impfschutz auf dem neuesten Stand ist. Vermeiden Sie während der Schwangerschaft Lebendimpfstoffe und fragen Sie Ihren Arzt, welche Impfstoffe sicher sind.
3. **Tierkontakt** : Vermeiden Sie den Umgang mit Katzenstreu, da diese Toxoplasma gondii enthalten kann , einen Parasiten, der Toxoplasmose verursachen kann. Vermeiden Sie außerdem den Kontakt mit kranken Tieren.

Gefahren am Arbeitsplatz

Wenn Sie in einer Umgebung mit potenziellen Gefahren arbeiten, treffen Sie die folgenden Vorsichtsmaßnahmen:

1. **Chemischer Kontakt** : Wenn Sie in Ihrem Beruf mit Chemikalien in Kontakt kommen, stellen Sie sicher, dass die entsprechenden Sicherheitsmaßnahmen getroffen wurden, und besprechen Sie etwaige Bedenken mit Ihrem Arbeitgeber.
2. **Körperliche Belastung** : Vermeiden Sie das Heben schwerer Lasten, längeres Stehen oder wiederholte anstrengende Tätigkeiten, die zu Überlastung oder Verletzungen führen können.
3. **Strahlung** : Wenn Sie im Gesundheitswesen oder einer anderen Umgebung mit potenzieller Strahlenbelastung arbeiten, befolgen Sie alle Sicherheitsprotokolle, um das Risiko zu minimieren.

Reiseüberlegungen

Reisen während der Schwangerschaft können sicher sein, es sollten jedoch bestimmte Vorsichtsmaßnahmen getroffen werden:

1. **Impfungen und Gesundheitsrisiken** : Informieren Sie sich bei Reisen ins Ausland über erforderliche Impfungen und mögliche Gesundheitsrisiken. Vermeiden Sie Reisen in Gebiete mit Zika- Virus oder anderen erheblichen Gesundheitsrisiken.

2. **Reiseversicherung** : Erwägen Sie den Abschluss einer Reiseversicherung, die schwangerschaftsbedingte Probleme abdeckt.
3. **Komfort und Sicherheit** : Achten Sie während der Reise auf ausreichende Flüssigkeitszufuhr, machen Sie häufig Pausen, um sich zu bewegen, und legen Sie die Sicherheitsgurte ordnungsgemäß an.

Zusammenfassend lässt sich sagen, dass Sie Ihren Lebensstil für eine gesunde Schwangerschaft ändern sollten, indem Sie mit dem Rauchen, Alkohol und Drogen aufhören, weniger Koffein zu sich nehmen, sichere Lebensmittel zu sich nehmen und schädliche Umweltfaktoren vermeiden. Durch die Umsetzung dieser Praktiken können Sie eine gesunde Umgebung für die Entwicklung Ihres Babys schaffen und eine reibungslosere Schwangerschaft sicherstellen . Wenden Sie sich immer an Ihren Arzt, um persönliche Beratung und Unterstützung zu erhalten, die auf Ihre spezifischen Bedürfnisse zugeschnitten ist.

Kapitel 10: Besondere Überlegungen

Vorerkrankungen

Bei der Planung einer Schwangerschaft ist es wichtig, alle bestehenden Erkrankungen zu berücksichtigen, die Ihre Gesundheit oder die Gesundheit Ihres Babys beeinträchtigen könnten. Vorerkrankungen können eine Schwangerschaft erschweren, aber mit der richtigen Behandlung und Pflege können viele Frauen mit chronischen Gesundheitsproblemen dennoch eine gesunde Schwangerschaft und ein gesundes Baby haben.

Diabetes Frauen mit Diabetes müssen sicherstellen, dass ihr Blutzuckerspiegel vor der Empfängnis gut kontrolliert ist. Schlecht kontrollierter Diabetes kann das Risiko von Geburtsfehlern, Fehlgeburten, Frühgeburten und anderen Komplikationen erhöhen. Es ist wichtig, eng mit Ihrem Arzt zusammenzuarbeiten, um Ihren Blutzuckerspiegel zu überwachen, Medikamente bei Bedarf anzupassen und einen gesunden Ernährungs- und Trainingsplan einzuhalten. Regelmäßige Kontrolluntersuchungen und Vorsorgeuntersuchungen helfen dabei, Ihren Diabetes während der gesamten Schwangerschaft unter Kontrolle zu halten.

Hypertonie (Bluthochdruck) Hoher Blutdruck kann Risiken wie Präeklampsie, Frühgeburt und

Plazentaablösung bergen. Wenn Sie an Bluthochdruck leiden, ist es wichtig, Ihren Blutdruck durch Änderungen des Lebensstils und Medikamente (falls verschrieben) unter Kontrolle zu halten. Ihr Arzt empfiehlt Ihnen möglicherweise häufigere Vorsorgeuntersuchungen, um Ihren Blutdruck und die Entwicklung des Babys zu überwachen. Eine natriumarme Ernährung, regelmäßige körperliche Aktivität und Stressbewältigungstechniken können ebenfalls zur Kontrolle des Blutdrucks beitragen.

Epilepsie Epilepsie und die Medikamente zur Kontrolle von Anfällen können eine Schwangerschaft beeinträchtigen. Bestimmte Antiepileptika können das Risiko von Geburtsfehlern erhöhen. Daher ist es wichtig, dass Sie Ihren Medikamentenplan vor der Schwangerschaft mit Ihrem Arzt besprechen. Ihr Arzt kann Ihre Medikamente anpassen, um die sichersten Optionen für Sie und Ihr Baby zu finden. Regelmäßige Überwachung und ein detaillierter Geburtsplan können helfen, Epilepsie während der Schwangerschaft in den Griff zu bekommen.

Asthma Asthmasymptome können sich während der Schwangerschaft verschlimmern und sowohl die Mutter als auch das Baby beeinträchtigen. Es ist wichtig, verschriebene Asthmamedikamente weiterhin einzunehmen und mit Ihrem Arzt zusammenzuarbeiten, um Ihren Zustand zu behandeln. Das Vermeiden von Asthmaauslösern, ein gesunder Lebensstil und regelmäßige

Vorsorgeuntersuchungen können helfen, Asthma unter Kontrolle zu halten.

Schilddrüsenerkrankungen Sowohl eine Hypothyreose (Unterfunktion der Schilddrüse) als auch eine Hyperthyreose (Überfunktion der Schilddrüse) können die Schwangerschaft beeinträchtigen. Schilddrüsenhormone sind für die Entwicklung des Fötus, insbesondere für die Entwicklung des Gehirns, von entscheidender Bedeutung. Bei Frauen mit Schilddrüsenerkrankungen muss die Schilddrüsenfunktion genau überwacht und die Medikamente bei Bedarf angepasst werden. Regelmäßige Blutuntersuchungen und Vorsorgeuntersuchungen tragen dazu bei, während der gesamten Schwangerschaft optimale Schilddrüsenhormonwerte sicherzustellen.

Autoimmunerkrankungen Autoimmunerkrankungen wie Lupus, rheumatoide Arthritis und Multiple Sklerose können während der Schwangerschaft eine Herausforderung darstellen. Die Symptome dieser Erkrankungen können während der Schwangerschaft aufflammen oder sich verbessern. Um diese Erkrankungen zu behandeln, ist es wichtig, mit einem Arzt zusammenzuarbeiten, der auf Risikoschwangerschaften spezialisiert ist. Medikamente müssen möglicherweise angepasst werden, und eine genaue Überwachung hilft bei der Behandlung auftretender Komplikationen.

Psychische Erkrankungen Psychische Erkrankungen, darunter Depressionen, Angstzustände und bipolare Störungen, können sich auf die Schwangerschaft und das Wohlbefinden nach der Geburt auswirken. Es ist wichtig, dass Sie Ihre psychische Krankengeschichte mit Ihrem Arzt besprechen und alle verschriebenen Behandlungen fortsetzen. Psychische Unterstützung, Beratung und ein starkes Unterstützungssystem können helfen, diese Erkrankungen während der Schwangerschaft und darüber hinaus zu bewältigen.

Fettleibigkeit Fettleibigkeit erhöht das Risiko von Komplikationen wie Schwangerschaftsdiabetes, Präeklampsie und Kaiserschnitt. Frauen mit einem hohen BMI sollten versuchen, vor der Schwangerschaft ein gesundes Gewicht zu erreichen. Eine ausgewogene Ernährung, regelmäßige Bewegung und die Zusammenarbeit mit einem Gesundheitsdienstleister können helfen, das Gewicht während der Schwangerschaft zu kontrollieren. Regelmäßige Vorsorgeuntersuchungen überwachen den Gesundheitszustand von Mutter und Kind.

Herzkrankheiten Eine Schwangerschaft belastet das Herz zusätzlich, was für Frauen mit bestehenden Herzerkrankungen eine Herausforderung sein kann. Es ist wichtig, vor der Schwangerschaft einen Kardiologen aufzusuchen, um Ihre Herzgesundheit zu beurteilen und einen Behandlungsplan zu entwickeln. Eine engmaschige

Überwachung während der Schwangerschaft hilft, die Risiken zu begrenzen und die Gesundheit von Mutter und Kind zu gewährleisten.

Risikofaktoren für eine Schwangerschaft

Eine Risikoschwangerschaft ist eine Schwangerschaft, die erhöhte Gesundheitsrisiken für die Mutter oder das Baby birgt. Verschiedene Faktoren können zu einer Risikoschwangerschaft beitragen, und wenn Sie diese Risiken verstehen, können Sie Maßnahmen ergreifen, um sie zu mindern.

Höheres mütterliches Alter Bei Frauen ab 35 Jahren besteht ein höheres Risiko für Schwangerschaftskomplikationen, darunter Chromosomenanomalien, Schwangerschaftsdiabetes, Präeklampsie und Frühgeburten. Höheres mütterliches Alter erhöht auch die Wahrscheinlichkeit, dass ein Kaiserschnitt erforderlich wird. Regelmäßige Schwangerschaftsvorsorge, frühe und konsequente Überwachung und spezielle Vorsorgeuntersuchungen können helfen, diese Risiken zu bewältigen.

Mehrlingsschwangerschaften: Wenn Sie mehr als ein Baby austragen (Zwillinge, Drillinge oder Mehrlinge höherer Ordnung), erhöht sich das Risiko von Komplikationen wie Frühgeburten, niedrigem

Geburtsgewicht, Schwangerschaftsdiabetes und Präeklampsie erheblich. Frauen mit Mehrlingsschwangerschaften benötigen häufigere Vorsorgeuntersuchungen und spezielle Betreuung, um die Gesundheit und Entwicklung jedes Babys zu überwachen. Um das Risiko einer Frühgeburt zu verringern, kann Bettruhe oder reduzierte körperliche Aktivität empfohlen werden.

Schwangerschaftskomplikationen in der Vorgeschichte
Frauen, die bereits Schwangerschaftskomplikationen wie Frühgeburten, Totgeburten oder Präeklampsie hatten, haben ein höheres Risiko für ähnliche Probleme bei nachfolgenden Schwangerschaften. Es ist wichtig, dass Sie Ihren Arzt über Ihre Schwangerschaftsgeschichte informieren, damit er Ihren Gesundheitszustand genau überwachen und vorbeugende Maßnahmen ergreifen kann. Eine frühzeitige und regelmäßige Schwangerschaftsvorsorge sowie personalisierte Behandlungspläne können dazu beitragen, das Risiko eines erneuten Auftretens zu verringern.

Chronische Erkrankungen Vorerkrankungen können, wie bereits erwähnt, eine Schwangerschaft zu einer Risikoschwangerschaft machen. Frauen mit Erkrankungen wie Diabetes, Bluthochdruck, Nierenerkrankungen oder Autoimmunerkrankungen benötigen während der gesamten Schwangerschaft spezielle Pflege und engmaschige

Überwachung. Die effektive Behandlung dieser Erkrankungen kann zu einer gesünderen Schwangerschaft beitragen und Komplikationen reduzieren.

Lebensstilfaktoren Bestimmte Lebensstilfaktoren wie Rauchen, Alkoholkonsum und Drogenkonsum können das Risiko von Schwangerschaftskomplikationen erheblich erhöhen. Mit dem Rauchen aufzuhören, Alkohol und Freizeitdrogen zu meiden und vor und während der Schwangerschaft einen gesunden Lebensstil zu pflegen, kann helfen, diese Risiken zu mindern.

Fettleibigkeit Fettleibigkeit ist ein Hauptrisikofaktor für Risikoschwangerschaften. Frauen mit Fettleibigkeit entwickeln häufiger Schwangerschaftsdiabetes und Präeklampsie und bekommen größere Babys, was die Geburt erschweren kann. Das Erreichen eines gesunden Gewichts vor der Schwangerschaft und dessen Beibehaltung durch eine ausgewogene Ernährung und regelmäßige Bewegung kann dazu beitragen, diese Risiken zu verringern.

Infektionen Infektionen wie sexuell übertragbare Krankheiten (STIs), Harnwegsinfektionen und bestimmte Virusinfektionen (z. B. Zika- Virus, COVID-19) können während der Schwangerschaft erhebliche Risiken bergen. Eine frühzeitige Erkennung und Behandlung von Infektionen sowie vorbeugende Maßnahmen wie

Impfungen und die Vermeidung einer Ansteckung können zum Schutz von Mutter und Kind beitragen.

Blutgerinnungsstörungen Erkrankungen wie Thrombophilie oder Antiphospholipid-Syndrom erhöhen das Risiko von Blutgerinnseln während der Schwangerschaft, was zu Komplikationen wie Präeklampsie, fetaler Wachstumsbeschränkung oder Fehlgeburt führen kann. Frauen mit Blutgerinnungsstörungen benötigen spezielle Pflege und müssen während der Schwangerschaft möglicherweise blutverdünnende Medikamente einnehmen.

Abnorme Plazenta Plazenta praevia (wo die Plazenta den Gebärmutterhals bedeckt) und eine Plazentaablösung (wo sich die Plazenta von der Gebärmutterwand löst) sind ernste Erkrankungen, die Blutungen verursachen und Risiken für Mutter und Kind bergen können. Frauen mit abnormalen Plazentaerkrankungen müssen engmaschig überwacht werden und benötigen möglicherweise Bettruhe oder eine frühzeitige Entbindung, um die Sicherheit zu gewährleisten.

Gesundheitsprobleme des Fötus Erkrankungen wie Wachstumsstörungen des Fötus, angeborene Anomalien oder genetische Störungen können eine Schwangerschaft als Risikoschwangerschaft einstufen. Eine spezielle pränatale Betreuung, einschließlich moderner Bildgebung und genetischer Tests, kann helfen, diese Erkrankungen zu überwachen und zu behandeln, um die Ergebnisse für das Baby zu optimieren.

Mehrlingsschwangerschaften

Mehrlingsschwangerschaften wie Zwillinge, Drillinge oder Mehrlingsschwangerschaften höherer Ordnung bringen besondere Herausforderungen und erhöhte Risiken mit sich. Das Verständnis dieser Herausforderungen und die enge Zusammenarbeit mit Ihrem Arzt können dazu beitragen, eine gesunde Schwangerschaft und Geburt sicherzustellen.

Erhöhtes Risiko einer Frühgeburt Eines der größten Risiken bei Mehrlingsschwangerschaften ist eine Frühgeburt. Mehrlingsschwangerschaften führen häufiger zu einer Frühgeburt, die Komplikationen für die Babys nach sich ziehen kann, wie etwa Atemnotsyndrom, Entwicklungsverzögerungen und andere gesundheitliche Probleme. Frauen mit Mehrlingsschwangerschaften sollten auf die Möglichkeit einer Frühgeburt vorbereitet sein und möglicherweise vorbeugende Maßnahmen ergreifen, wie etwa Bettruhe oder eingeschränkte körperliche Aktivität.

Niedriges Geburtsgewicht Babys aus Mehrlingsschwangerschaften sind oft kleiner und haben ein geringeres Geburtsgewicht als Einzelkinder. Niedriges

Geburtsgewicht kann das Risiko von Gesundheitsproblemen erhöhen und erfordert nach der Geburt eine spezielle Betreuung. Regelmäßige Vorsorgeuntersuchungen und Ultraschalluntersuchungen können helfen, das Wachstum und die Entwicklung jedes Babys zu überwachen.

Schwangerschaftsdiabetes Frauen mit Mehrlingsschwangerschaften haben ein höheres Risiko, an Schwangerschaftsdiabetes zu erkranken. Schwangerschaftsdiabetes kann zu größeren Babys führen, was das Risiko von Geburtskomplikationen erhöht. Für Frauen mit Mehrlingsschwangerschaften ist die Kontrolle des Blutzuckerspiegels durch Ernährung, Bewegung und bei Bedarf Medikamente von entscheidender Bedeutung.

Präeklampsie Das Risiko einer Präeklampsie, einer Erkrankung, die durch Bluthochdruck und Organschäden gekennzeichnet ist, ist bei Mehrlingsschwangerschaften höher. Präeklampsie kann bei unsachgemäßer Behandlung zu schweren Komplikationen für Mutter und Kind führen. Eine regelmäßige Überwachung des Blutdrucks und anderer Symptome ist unerlässlich.

Fötale Wachstumsbeschränkung Eine fetale Wachstumsbeschränkung, bei der ein oder mehrere Babys nicht mit der erwarteten Geschwindigkeit wachsen, kommt häufiger bei Mehrlingsschwangerschaften vor. Dieser

Zustand erfordert eine genaue Überwachung durch Ultraschall und kann eine vorzeitige Entbindung erforderlich machen, wenn die Babys nicht ausreichend wachsen.

Überlegungen zur Entbindung Bei Frauen mit Mehrlingsschwangerschaften ist aufgrund des erhöhten Risikos von Komplikationen bei einer vaginalen Geburt häufiger ein Kaiserschnitt erforderlich. Es ist wichtig, die Entbindungsoptionen mit Ihrem Arzt zu besprechen und einen Geburtsplan zu erstellen. In manchen Fällen kann eine Kombination aus vaginaler Entbindung und Kaiserschnitt erforderlich sein, je nach Lage und Gesundheitszustand der Babys.

Emotionale und körperliche Unterstützung Das Austragen von Mehrlingsschwangerschaften kann körperlich anstrengend und emotional herausfordernd sein. Es ist wichtig, ein starkes Unterstützungssystem zu haben, darunter Familie, Freunde und medizinisches Fachpersonal. Auch die Suche nach Unterstützung bei Selbsthilfegruppen für Mehrlingsschwangerschaften kann wertvolle Informationen und emotionale Unterstützung bieten.

Nährstoffbedarf Frauen mit Mehrlingsschwangerschaften haben einen höheren Nährstoffbedarf, um das Wachstum und die Entwicklung jedes Babys zu unterstützen. Es ist wichtig, sich ausgewogen zu ernähren und viele wichtige

Nährstoffe wie Folsäure, Eisen, Kalzium und Protein zu sich zu nehmen. Ihr Arzt kann Ihnen zusätzliche Nahrungsergänzungsmittel empfehlen, um diesen erhöhten Nährstoffbedarf zu decken.

Altersbezogene Überlegungen

Das Alter der Mutter kann Schwangerschaft und Geburt erheblich beeinflussen. Frauen verschiedener Altersgruppen stehen bei der Planung einer Schwangerschaft vor einzigartigen Herausforderungen und müssen besondere Überlegungen anstellen.

Teenagerschwangerschaften Teenagerschwangerschaften, definiert als Schwangerschaften von Frauen im Alter von 19 Jahren und jünger, sind mit einem höheren Risiko für Komplikationen wie Frühgeburten, niedriges Geburtsgewicht und Präeklampsie verbunden. Teenagermütter sind auch häufiger mit sozioökonomischen Herausforderungen konfrontiert, darunter eingeschränkter Zugang zu Gesundheitsversorgung, Bildung und finanzieller Stabilität. Es ist wichtig, dass Teenagermütter umfassende vorgeburtliche Betreuung, Bildung und

Unterstützung erhalten, um diese Herausforderungen zu bewältigen und eine gesunde Schwangerschaft und ein gesundes Baby sicherzustellen.

Frauen im Alter von 20 bis 34 Jahren Diese Altersgruppe gilt allgemein als das optimale reproduktive Alter, da das Risiko von Schwangerschaftskomplikationen im Vergleich zu jüngeren und älteren Altersgruppen geringer ist. Dennoch bleiben ein gesunder Lebensstil, regelmäßige Schwangerschaftsvorsorge und die Behandlung bereits bestehender Erkrankungen für alle Frauen unabhängig vom Alter wichtig.

Frauen ab 35 Jahren Frauen ab 35 Jahren gelten als fortgeschrittenes mütterliches Alter, was mit einem erhöhten Risiko für Komplikationen wie Chromosomenanomalien (z. B. Down-Syndrom), Schwangerschaftsdiabetes, Präeklampsie und Frühgeburten einhergeht. Ein fortgeschrittenes mütterliches Alter erhöht auch die Wahrscheinlichkeit, dass zur Empfängnis Fruchtbarkeitsbehandlungen erforderlich sind. Regelmäßige Schwangerschaftsvorsorge, spezielle Untersuchungen und eine engmaschige Überwachung können helfen, diese Risiken zu bewältigen und eine gesunde Schwangerschaft sicherzustellen.

Frauen ab 40 Jahren: Eine Schwangerschaft nach dem 40. Lebensjahr bringt zusätzliche Herausforderungen mit sich, darunter ein höheres Risiko für Unfruchtbarkeit, Fehlgeburten, Chromosomenanomalien und Schwangerschaftskomplikationen wie Bluthochdruck und Schwangerschaftsdiabetes. Frauen in dieser Altersgruppe benötigen möglicherweise Fruchtbarkeitsbehandlungen wie In-vitro-Fertilisation (IVF), um schwanger zu werden. Eine umfassende pränatale Betreuung, einschließlich erweiterter Untersuchungen und regelmäßiger Überwachung, ist unerlässlich, um diese Risiken zu bewältigen und eine gesunde Schwangerschaft zu unterstützen.

Überlegungen für ältere Väter Während das Alter der Mutter oft im Mittelpunkt steht, kann auch das Alter des Vaters den Ausgang der Schwangerschaft beeinflussen. Ein fortgeschrittenes Alter des Vaters, das normalerweise als 40 Jahre und älter definiert wird, ist mit einem erhöhten Risiko für genetische Mutationen, Autismus-Spektrum-Störungen und bestimmte psychiatrische Erkrankungen bei den Nachkommen verbunden. Es ist wichtig, dass sich ältere Väter dieser Risiken bewusst sind und sie mit ihrem Arzt besprechen.

Eine Schwangerschaft ist ein komplexer Prozess, der sorgfältige Planung und die Berücksichtigung verschiedener Faktoren erfordert, um die Gesundheit und das Wohlbefinden von Mutter und Kind sicherzustellen. Besondere Aspekte wie Vorerkrankungen, Risikofaktoren bei einer Schwangerschaft, Mehrlingsschwangerschaften und altersbedingte Probleme erfordern zusätzliche Aufmerksamkeit und Sorgfalt.

Durch eine enge Zusammenarbeit mit Gesundheitsdienstleistern, einen gesunden Lebensstil und ein proaktives Risikomanagement können werdende Eltern diese Herausforderungen meistern und eine gesunde und selbstbewusste Schwangerschaft genießen. Denken Sie daran, dass jede Schwangerschaft einzigartig ist und individuelle Betreuung und Unterstützung unerlässlich sind, um das bestmögliche Ergebnis für Sie und Ihr Baby zu erzielen.

Kapitel 11: Der Weg zur Empfängnis

Wann sollte man mit der Empfängnisverhütung aufhören?

Die Entscheidung, wann die Empfängnisverhütung beendet werden soll, ist ein wichtiger Schritt auf dem Weg zur Empfängnis. Der Zeitpunkt kann je nach Art der verwendeten Verhütungsmethode und individuellen Gesundheitsaspekten variieren. Es ist wichtig zu verstehen, wie sich unterschiedliche Verhütungsmethoden auf Ihren Körper und Ihre Fruchtbarkeit auswirken.

Hormonelle Empfängnisverhütung Hormonelle Verhütungsmittel wie die Pille, Pflaster, Ringe, Implantate und bestimmte Intrauterinpessare (IUPs) können Ihren Menstruationszyklus beeinflussen. Diese Methoden wirken, indem sie Hormone regulieren, um den Eisprung zu verhindern. Wenn Sie die Anwendung hormoneller Empfängnisverhütungsmittel beenden, braucht Ihr Körper möglicherweise Zeit, um sich wieder anzupassen und zu seinem natürlichen Zyklus zurückzukehren.

- **Antibabypille** : Normalerweise wird empfohlen, die Einnahme der Antibabypille einige Monate vor der geplanten Schwangerschaft einzustellen. In diesem Zeitraum kann sich Ihr Menstruationszyklus normalisieren und der Eisprung kann besser verfolgt werden. Während bei manchen Frauen der regelmäßige Zyklus sofort wieder einsetzt, kann es bei anderen einige Monate dauern.

- **Verhütungspflaster und -ring** : Ähnlich wie bei der Pille ist es ratsam, die Anwendung des Pflasters oder Rings einige Monate vor dem Kinderwunsch zu beenden, damit sich Ihr Hormonhaushalt regulieren kann.

- **Verhütungsimplantat** : Das Implantat kann jederzeit entfernt werden, es kann jedoch einige Wochen bis Monate dauern, bis der Eisprung wieder einsetzt.

- **Hormonspirale** : Nach der Entfernung einer Hormonspirale kann bei manchen Frauen innerhalb eines Monats der Eisprung einsetzen, bei anderen kann es länger dauern.

Nicht-hormonelle Empfängnisverhütung Nicht-hormonelle Methoden wie die Kupferspirale (Paragard), Barrieremethoden (Kondome, Diaphragmen) und natürliche Familienplanung beeinflussen den Hormonspiegel normalerweise nicht. Die Fruchtbarkeit kehrt normalerweise sofort nach dem Absetzen dieser Methoden zurück.

- **Kupferspirale** : Die Fruchtbarkeit kann fast sofort nach der Entfernung zurückkehren.

- **Barrieremethoden** : Diese Methoden greifen nicht in den Hormonhaushalt ein, so dass es nach dem Absetzen der Methoden zu keiner Verzögerung der Fruchtbarkeit kommt.

Überlegungen zum Absetzen der Empfängnisverhütung: Es ist wichtig, dass Sie Ihren Arzt konsultieren, bevor Sie die Empfängnisverhütung absetzen. Er kann Ihnen auf Grundlage Ihrer Gesundheitsgeschichte und der Art des Verhütungsmittels, das Sie bisher verwendet haben, eine individuelle Beratung geben. Darüber hinaus kann er Ihnen helfen zu verstehen, was Sie erwartet und wie Sie Ihren Menstruationszyklus und Eisprung nach der Empfängnisverhütung überwachen können.

Zeitpunkt des Geschlechtsverkehrs für die Empfängnis

Wenn Sie den Geschlechtsverkehr zeitlich so planen, dass er mit dem Eisprung zusammenfällt, erhöht sich die Wahrscheinlichkeit einer Empfängnis. Das Verständnis Ihres Menstruationszyklus und die Identifizierung Ihres fruchtbaren Fensters sind Schlüsselfaktoren für eine Schwangerschaft.

Den Menstruationszyklus verstehen Ein typischer Menstruationszyklus dauert zwischen 21 und 35 Tagen, im Durchschnitt etwa 28 Tage. Der Zyklus beginnt am ersten Tag der Menstruation und endet am Tag vor Beginn der nächsten Periode. Der Eisprung, also die Freisetzung einer Eizelle aus dem Eierstock, findet normalerweise etwa in der Mitte des Zyklus statt.

Fenster erkennen Das fruchtbare Fenster ist der Zeitraum, in dem eine Empfängnis am wahrscheinlichsten ist. Dieses Fenster umfasst normalerweise sechs Tage: fünf Tage vor dem Eisprung und den Tag des Eisprungs. Spermien können im weiblichen Fortpflanzungstrakt bis zu fünf Tage überleben, während die Eizelle etwa 12 bis 24 Stunden nach dem Eisprung lebensfähig ist.

Methoden zur Verfolgung des Eisprungs Es gibt mehrere Methoden, um den Eisprung zu erkennen und das fruchtbare Fenster zu bestimmen:

- **Kalendermethode** : Verfolgen Sie Ihren Menstruationszyklus über mehrere Monate, um den Eisprung vorherzusagen. Der Eisprung findet normalerweise etwa 14 Tage vor der nächsten Periode statt. Bei einem 28-tägigen Zyklus würde der Eisprung beispielsweise wahrscheinlich um den 14. Tag herum stattfinden.

- **Basaltemperatur (BBT)** : Messen Sie Ihre Körpertemperatur jeden Morgen, bevor Sie aufstehen. Ein leichter Anstieg der BBT, normalerweise um 0,5 bis 1 Grad Fahrenheit, zeigt an, dass der Eisprung stattgefunden hat.
- **Zervixschleim** : Beobachten Sie Veränderungen im Zervixschleim. Um den Eisprung herum wird der Zervixschleim klar, dehnbar und ähnelt Eiweiß, was auf die höchste Fruchtbarkeit hinweist.
- **Eisprung-Vorhersage-Kits (OPKs)** : Diese Kits erkennen den Anstieg des luteinisierenden Hormons (LH), der dem Eisprung vorausgeht. Ein positives Ergebnis deutet darauf hin, dass der Eisprung innerhalb der nächsten 12 bis 36 Stunden stattfinden wird.

Optimaler Zeitpunkt für Geschlechtsverkehr Um die Chancen auf eine Empfängnis zu erhöhen, sollten Sie versuchen, während der fruchtbaren Phase Geschlechtsverkehr zu haben. Idealerweise sollten Sie ab einigen Tagen vor dem erwarteten Eisprung jeden zweiten Tag Geschlechtsverkehr haben und bis einige Tage danach. Regelmäßiger Geschlechtsverkehr während dieser Zeit maximiert die Wahrscheinlichkeit, dass Spermien auf die Eizelle treffen.

Umgang mit Unfruchtbarkeit

Unfruchtbarkeit kann für Paare, die versuchen, ein Kind zu zeugen, eine herausfordernde und emotionale Erfahrung sein. Sie wird definiert als Unfähigkeit, nach einem Jahr regelmäßigen, ungeschützten Geschlechtsverkehrs bei Frauen unter 35 und nach sechs Monaten bei Frauen ab 35 schwanger zu werden. Das Verständnis der Ursachen und die Suche nach geeigneter Hilfe sind entscheidend, um Unfruchtbarkeit in den Griff zu bekommen.

Häufige Ursachen für Unfruchtbarkeit Unfruchtbarkeit kann durch Faktoren verursacht werden, die einen oder beide Partner betreffen. Häufige Ursachen sind:

- **Weibliche Faktoren** :
  - **Störungen des Eisprungs** : Erkrankungen wie das polyzystische Ovarialsyndrom (PCOS), Schilddrüsenerkrankungen und vorzeitiges Ovarialversagen können den Eisprung stören.
  - **Eileiterverstopfung** : Verstopfte Eileiter können die Begegnung von Eizelle und Spermium verhindern. Dies kann auf Infektionen, Endometriose oder eine entzündliche Beckenerkrankung (PID) zurückzuführen sein.
  - **Probleme mit der Gebärmutter oder dem Gebärmutterhals** : Myome, Polypen oder Anomalien in der Gebärmutter oder dem

Gebärmutterhals können die Einnistung oder den Durchgang der Spermien behindern.

- **Alter** : Mit zunehmendem Alter der Frau nimmt die Anzahl und Qualität der Eizellen ab, was zu einer verringerten Fruchtbarkeit führt.

- **Männliche Faktoren** :
- **Spermienstörungen** : Eine niedrige Spermienzahl, schlechte Beweglichkeit oder abnormale Morphologie können die Fruchtbarkeit beeinträchtigen.
- **Ejakulationsprobleme** : Erkrankungen wie retrograde Ejakulation oder eine Blockade der Samenleiter können den Ausstoß von Spermien verhindern.
- **Hormonelle Ungleichgewichte** : Hormone wie Testosteron, FSH und LH spielen eine entscheidende Rolle bei der Spermienproduktion und -funktion.

Diagnose und Tests Wenn Sie Unfruchtbarkeit vermuten, ist es wichtig, dass Sie sich ärztlich untersuchen lassen. Diagnosetests können zugrunde liegende Probleme identifizieren und die Behandlung anleiten. Zu den üblichen Tests gehören:

- **Tests für Frauen** :

- **Eisprungtest** : Bluttests zur Messung des Hormonspiegels, beispielsweise LH, FSH und Progesteron, können den Eisprung bestätigen.
- **Hysterosalpingographie (HSG)** : Ein Röntgenverfahren zur Überprüfung auf Verstopfungen der Eileiter.
- **Ultraschall** : Bildgebung zur Beurteilung der Gebärmutter, der Eierstöcke und der Follikel.
- **Laparoskopie** : Ein chirurgischer Eingriff zur Untersuchung der Beckenorgane und Erkennung von Erkrankungen wie Endometriose.
- **Tests für Männer** :
- **Spermienanalyse** : Bewertet die Spermienzahl, Beweglichkeit, Morphologie und das Volumen.
- **Hormontests** : Bluttests zur Feststellung des Hormonspiegels, der die Spermienproduktion beeinflusst.
- **Genetische Tests** : Identifizieren genetische Ursachen für Unfruchtbarkeit.

Behandlungsmöglichkeiten: Die Behandlung von Unfruchtbarkeit hängt von der zugrundeliegenden Ursache ab und kann eine Änderung des Lebensstils, Medikamente, einen chirurgischen Eingriff oder Technologien der assistierten Reproduktion (ART) umfassen.

- **Änderungen des Lebensstils** : Eine bessere Ernährung, mehr Bewegung und weniger Stress können die Fruchtbarkeit steigern. Auch der Verzicht auf Rauchen, Alkohol und Freizeitdrogen ist wichtig.
- **Medikamente** : Fruchtbarkeitsmedikamente wie Clomifen (Clomid) oder Letrozol können den Eisprung stimulieren. Bei komplexeren Problemen können Gonadotropine verschrieben werden.
- **Operation** : Durch chirurgische Eingriffe können anatomische Probleme korrigiert werden, beispielsweise durch die Entfernung von Myomen oder die Behandlung von Endometriose.
- **Assistierte Reproduktionstechnologien (ART)** : In Fällen, in denen andere Behandlungen wirkungslos sind, können ART-Methoden wie intrauterine Insemination (IUI) oder In-vitro-Fertilisation (IVF) eingesetzt werden.

Assistierte Reproduktionstechnologien

Assistierte Reproduktionstechnologien (ART) umfassen eine Reihe medizinischer Verfahren zur Behandlung von Unfruchtbarkeit. Diese Technologien helfen Paaren, schwanger zu werden, wenn natürliche Methoden erfolglos bleiben. ART hat sich deutlich weiterentwickelt und bietet verschiedene Optionen, die auf spezifische Fruchtbarkeitsprobleme zugeschnitten sind.

Intrauterine Insemination (IUI) Bei der IUI wird das Sperma direkt in die Gebärmutter eingebracht. Dadurch erhöht sich die Wahrscheinlichkeit einer Befruchtung, da das Sperma näher an die Eizelle gebracht wird. Diese Methode wird häufig bei Paaren mit leichter männlicher Unfruchtbarkeit, unerklärlicher Unfruchtbarkeit oder Gebärmutterhalsproblemen angewendet.

Verfahren :

1. **Überwachung des Eisprungs** : Der Menstruationszyklus der Frau wird überwacht, um den Zeitpunkt des Eisprungs zu bestimmen. Dies kann durch Ultraschall oder Eisprungvorhersage-Kits erfolgen.

2. **Spermiensammlung und -aufbereitung** : Eine Spermienprobe wird vom männlichen Partner oder einem Spender gesammelt. Das Sperma wird dann gewaschen und konzentriert, um die Beweglichkeit zu verbessern.

3. **Insemination** : Dabei wird das aufbereitete Sperma während des Eisprungs der Frau über einen dünnen Katheter in die Gebärmutter eingebracht.

In-vitro-Fertilisation (IVF) IVF ist eine der bekanntesten und wirksamsten Methoden der künstlichen Befruchtung. Dabei wird eine Eizelle außerhalb des Körpers mit

Spermien befruchtet und der entstandene Embryo anschließend in die Gebärmutter übertragen.

Verfahren :

1. **Eierstockstimulation** : Die Frau nimmt hormonelle Medikamente ein, um die Eierstöcke zur Produktion mehrerer Eizellen anzuregen.
2. **Eizellentnahme** : Sobald die Eizellen reif sind, werden sie in einem kleinen chirurgischen Eingriff unter Sedierung aus den Eierstöcken entnommen.
3. **Befruchtung** : Die Eizellen werden im Labor mit Spermien befruchtet. Dies kann mit konventioneller IVF oder intrazytoplasmatischer Spermieninjektion (ICSI) erfolgen, wenn schwere männliche Unfruchtbarkeit vorliegt.
4. **Embryokultur** : Die befruchteten Eizellen (Embryonen) werden mehrere Tage lang im Labor kultiviert.
5. **Embryotransfer** : Ein oder mehrere gesunde Embryonen werden in die Gebärmutter der Frau übertragen. Bei erfolgreichem Transfer nistet sich der Embryo ein und beginnt zu wachsen.

Intrazytoplasmatische Spermieninjektion (ICSI) ICSI ist eine spezielle Form der IVF, die vor allem bei schwerer männlicher Unfruchtbarkeit eingesetzt wird. Bei diesem Verfahren wird ein einzelnes Spermium direkt in eine Eizelle injiziert, um die Befruchtung zu erleichtern.

Verfahren :

1. **Eizellentnahme :** Wie beim IVF-Verfahren werden Eizellen aus den Eierstöcken entnommen.
2. **Spermieninjektion :** Ein einzelnes gesundes Spermium wird ausgewählt und direkt in jede reife Eizelle injiziert.
3. **Embryokultur und -übertragung :** Die resultierenden Embryonen werden kultiviert und in die Gebärmutter übertragen, ähnlich wie bei einer Standard-IVF.

Reproduktion durch Dritte Bei der Reproduktion durch Dritte werden gespendete Eizellen, Sperma oder Embryonen oder eine Leihmutter (Ersatzmutter) verwendet, um eine Schwangerschaft herbeizuführen.

- **Eizellspende :** Wird verwendet, wenn die Eizellen einer Frau aufgrund ihres Alters, vorzeitigen Eierstockversagens oder genetischer Erkrankungen nicht lebensfähig sind. Spendereizellen werden mit

Sperma befruchtet und die daraus resultierenden Embryonen werden in die Gebärmutter der Empfängerin übertragen.

- **Samenspende** : Wird bei schwerer männlicher Unfruchtbarkeit, alleinstehenden Frauen oder gleichgeschlechtlichen weiblichen Paaren verwendet. Spendersamen wird für IUI oder IVF verwendet.

- **Embryonenspende** : Paare mit überzähligen Embryonen aus früheren IVF-Zyklen können diese an andere Paare spenden.

- **Leihmutterschaft** : Eine Leihmutter trägt die Schwangerschaft für Einzelpersonen oder Paare aus, die dazu nicht in der Lage sind. Der Embryo wird mithilfe der Gameten der Wunscheltern oder Spenderinnen erzeugt und in die Gebärmutter der Leihmutter übertragen.

Erfolgsraten und Überlegungen Die Erfolgsraten von ART-Verfahren variieren je nach Faktoren wie dem Alter der Frau, der Ursache der Unfruchtbarkeit und der verwendeten ART-Methode. Im Allgemeinen haben jüngere Frauen und solche mit weniger Fruchtbarkeitsproblemen höhere Erfolgsraten. ART kann jedoch emotional, körperlich und finanziell anstrengend sein. Es ist wichtig, realistische Erwartungen zu haben und eine Beratung oder Selbsthilfegruppen in Betracht zu ziehen, um den Prozess zu meistern.

Ethische und rechtliche Überlegungen ART-Verfahren können ethische und rechtliche Fragen aufwerfen, insbesondere im Hinblick auf die Reproduktion durch Dritte und den Umgang mit Embryonen. Es ist wichtig, die rechtlichen Auswirkungen zu verstehen, wie etwa die elterlichen Rechte und die Regelung von Spender- und Leihmutterschaftsvereinbarungen, die je nach Region unterschiedlich sein können. Die Beratung durch Rechts- und Ethikexperten kann Klarheit schaffen und eine fundierte Entscheidungsfindung gewährleisten.

Der Weg zur Empfängnis kann voller Aufregung, Hoffnung und Herausforderungen sein. Zu wissen, wann man mit der Empfängnisverhütung aufhören sollte, den richtigen Zeitpunkt für Geschlechtsverkehr zu finden, mit Unfruchtbarkeit umzugehen und sich über assistierte Reproduktionstechnologien zu informieren, sind wichtige Schritte auf diesem Weg. Indem Sie fundierte Entscheidungen treffen und entsprechende medizinische Beratung einholen, können Sie Ihre Chancen auf eine gesunde und erfolgreiche Schwangerschaft erhöhen.

Der Weg jedes Paares ist einzigartig und es ist wichtig, geduldig zu bleiben und für verschiedene Optionen offen zu sein. Die Unterstützung von Gesundheitsdienstleistern, Familie und Freunden kann einen großen Unterschied bei der Bewältigung dieses Weges ausmachen. Denken Sie daran, dass Fortschritte in der Medizinwissenschaft weiterhin neue Lösungen und Hoffnung für diejenigen bieten, die mit Fruchtbarkeitsproblemen konfrontiert sind.

Letztendlich besteht das Ziel darin, eine fördernde Umgebung für die Empfängnis und eine gesunde Schwangerschaft zu schaffen. Mit den richtigen Informationen, der richtigen Unterstützung und Ausdauer kann der Traum, Eltern zu werden, Wirklichkeit werden.

Kapitel 12: Anzeichen und Symptome einer frühen Schwangerschaft

Schwangerschaftssymptome erkennen

Die Schwangerschaft beginnt oft mit subtilen Anzeichen, die leicht übersehen oder mit anderen Erkrankungen verwechselt werden können. Wenn Sie diese frühen Schwangerschaftssymptome erkennen, können Sie Ihre Schwangerschaft früher erkennen und die notwendigen Schritte für eine gesunde Schwangerschaft einleiten. Das Verstehen dieser Anzeichen kann auch dazu beitragen, Ängste oder Verwirrungen zu lindern, die Sie in der Anfangsphase möglicherweise verspüren.

1. Ausbleibende Periode

Eines der häufigsten und zuverlässigsten Frühzeichen einer Schwangerschaft ist das Ausbleiben der Periode. Wenn Ihr Menstruationszyklus regelmäßig ist und Ihre Periode plötzlich ausbleibt, könnte dies ein Anzeichen dafür sein, dass Sie schwanger sind. Ausbleibende Perioden können jedoch auch durch Stress, hormonelle Ungleichgewichte oder andere Erkrankungen verursacht werden, daher ist es wichtig, auch andere Symptome zu berücksichtigen.

2. Morgenübelkeit

Morgenübelkeit, die durch Übelkeit und Erbrechen gekennzeichnet ist, beginnt normalerweise um die sechste Schwangerschaftswoche, kann aber auch schon in der vierten Woche auftreten. Trotz ihres Namens kann Morgenübelkeit zu jeder Tages- und Nachtzeit auftreten. Sie wird durch den raschen Anstieg der Hormone verursacht, insbesondere des humanen Choriongonadotropins (hCG) und des Östrogens. Obwohl sie unangenehm sein kann, ist Morgenübelkeit im Allgemeinen ein gutes Zeichen dafür, dass die Schwangerschaftshormone richtig wirken.

3. Brustveränderungen

Zu Beginn der Schwangerschaft können hormonelle Veränderungen dazu führen, dass Ihre Brüste empfindlich, geschwollen oder wund werden. Ihre Brustwarzen können auch ausgeprägter, dunkler und empfindlicher werden. Diese Veränderungen sind eine Folge der erhöhten Durchblutung und der Vorbereitung Ihres Körpers auf das Stillen.

4. Müdigkeit

Ungewöhnliche Müdigkeit ist ein weiteres häufiges Symptom in der Frühschwangerschaft. Der Anstieg des Progesteronspiegels im ersten Trimester kann dazu führen, dass Sie sich müder als sonst fühlen. Darüber hinaus arbeitet Ihr Körper hart, um den sich entwickelnden Fötus zu unterstützen, was ebenfalls zu erhöhter Müdigkeit führen kann.

5. Häufiges Wasserlassen

In den ersten Wochen der Schwangerschaft müssen Sie möglicherweise häufiger urinieren. Dies liegt daran, dass die wachsende Gebärmutter auf Ihre Blase drückt und die Nieren stärker durchblutet werden, was zu einer erhöhten Urinproduktion führt.

6. Abneigungen und Heißhunger auf bestimmte Nahrungsmittel

Zu Beginn der Schwangerschaft können Veränderungen Ihres Geschmacks- und Geruchssinns auftreten. Sie könnten eine Abneigung gegen bestimmte Nahrungsmittel oder ein starkes Verlangen nach anderen entwickeln. Diese Veränderungen stehen vermutlich mit hormonellen Schwankungen in Zusammenhang.

7. Leichte Schmierblutungen oder Krämpfe

Manche Frauen haben in der Frühphase der Schwangerschaft leichte Schmierblutungen oder Krämpfe, die sogenannte Einnistungsblutung. Diese tritt auf, wenn sich die befruchtete Eizelle in der Gebärmutterschleimhaut einnistet, normalerweise etwa 10 bis 14 Tage nach der

Empfängnis. Die Blutung ist normalerweise schwächer als eine normale Periode und dauert kürzer.

8. Stimmungsschwankungen

Hormonelle Veränderungen während der frühen Schwangerschaft können Ihre Stimmung beeinflussen und dazu führen, dass Sie sich emotionaler oder gereizter als sonst fühlen. Stimmungsschwankungen sind ein häufiges Symptom und können in ihrer Intensität variieren.

9. Erhöhte Basaltemperatur

Wenn Sie Ihre Basaltemperatur (BBT) zur Überwachung des Eisprungs überwacht haben, stellen Sie möglicherweise fest, dass Ihre BBT mehr als zwei Wochen nach dem Eisprung erhöht bleibt. Dieser anhaltende Temperaturanstieg kann ein frühes Anzeichen für eine Schwangerschaft sein.

10. Blähungen und Verstopfung

Hormonelle Veränderungen können auch Ihr Verdauungssystem verlangsamen, was zu Blähungen und Verstopfung führen kann. Diese Symptome können früh in der Schwangerschaft auftreten und während des gesamten ersten Trimesters anhalten.

Das Erkennen dieser frühen Schwangerschaftssymptome kann Ihnen dabei helfen, eine mögliche Schwangerschaft festzustellen. Wichtig ist jedoch, dass Sie Ihre Schwangerschaft durch einen Test und ein Gespräch mit Ihrem Arzt bestätigen.

Einen Schwangerschaftstest machen

Wenn Sie aufgrund früher Symptome vermuten, dass Sie schwanger sein könnten, sollten Sie als Nächstes einen Schwangerschaftstest machen. Schwangerschaftstests sind darauf ausgelegt, das Vorhandensein von hCG festzustellen , einem Hormon, das von der Plazenta produziert wird, kurz nachdem sich der Embryo in der Gebärmutterschleimhaut festgesetzt hat. Hier finden Sie eine ausführliche Anleitung, wie Sie einen Schwangerschaftstest effektiv durchführen und die Ergebnisse verstehen.

1. Arten von Schwangerschaftstests

Es gibt zwei Hauptarten von Schwangerschaftstests: Schwangerschaftstests für zu Hause und Bluttests, die von einem Arzt durchgeführt werden.

- **Schwangerschaftstests für zu Hause (HPTs)** : Diese Tests sind rezeptfrei erhältlich und können problemlos zu Hause durchgeführt werden.

Normalerweise muss man auf einen Teststreifen urinieren oder den Streifen in eine Urinprobe tauchen. Die Ergebnisse werden normalerweise innerhalb weniger Minuten angezeigt und geben Aufschluss darüber, ob hCG im Urin vorhanden ist.

- **Bluttests** : Diese Tests werden in einer Gesundheitseinrichtung durchgeführt und können niedrigere hCG- Werte feststellen als Urintests. Es gibt zwei Arten von Bluttests: qualitative hCG-Tests, die eine einfache Ja- oder Nein-Antwort geben, und quantitative hCG- Tests, die die genaue Menge an hCG im Blut messen. Bluttests können eine Schwangerschaft früher bestätigen als Urintests und liefern detailliertere Informationen über den hCG- Spiegel.

2. Zeitpunkt des Tests

Um die genauesten Ergebnisse zu erhalten, sollten Sie mit dem Schwangerschaftstest zu Hause warten, bis Ihre Periode ausgeblieben ist. Denn zu diesem Zeitpunkt ist der hCG- Spiegel normalerweise hoch genug, um im Urin nachgewiesen zu werden. Einige empfindliche Tests können eine Schwangerschaft einige Tage vor dem Ausbleiben der Periode feststellen , aber ein zu früher Test kann zu einem falschen Negativergebnis führen.

3. So führen Sie einen Schwangerschaftstest zu Hause durch

Befolgen Sie diese Schritte, um bei einem Schwangerschaftstest zu Hause genaue Ergebnisse zu erzielen:

- **Lesen Sie die Anweisungen** : Die Anweisungen der einzelnen HPT-Marken können leicht unterschiedlich sein. Daher ist es wichtig, diese sorgfältig zu lesen und zu befolgen.

- **Verwenden Sie den ersten Morgenurin** : Die genauesten Ergebnisse erzielen Sie mit Ihrem ersten Urin des Tages, da dieser normalerweise konzentrierter ist und einen höheren hCG- Gehalt aufweist .

- **Sammeln Sie den Urin** : Je nach Test müssen Sie möglicherweise direkt auf das Teststäbchen urinieren oder eine Urinprobe in einem sauberen Behälter sammeln und das Stäbchen hineintauchen.

- **Warten Sie auf die Ergebnisse** : Legen Sie den Test auf eine flache Oberfläche und warten Sie die in der Anleitung angegebene Zeit (normalerweise einige Minuten).

- **Interpretieren Sie die Ergebnisse** : Die meisten Tests zeigen Linien, Symbole oder digitale Anzeigen an, um anzuzeigen, ob Sie schwanger sind. Ein positives Ergebnis zeigt normalerweise zwei Linien oder ein Pluszeichen, während ein negatives Ergebnis eine Linie oder ein Minuszeichen zeigt. Einige digitale Tests zeigen „schwanger" oder „nicht schwanger" an.

4. Bestätigung der Ergebnisse

Wenn Sie bei einem Schwangerschaftstest zu Hause ein positives Ergebnis erhalten, ist es wichtig, die Schwangerschaft von Ihrem Arzt bestätigen zu lassen. Er kann einen Bluttest durchführen, um die Ergebnisse zu bestätigen und Ihnen weitere Informationen über Ihre Schwangerschaft zu geben. Wenn der Test zu Hause negativ ist, Sie aber immer noch vermuten, schwanger zu sein, warten Sie ein paar Tage und führen Sie den Test erneut durch oder wenden Sie sich zur weiteren Abklärung an Ihren Arzt.

Bestätigung der Schwangerschaft durch Ihren Arzt

Wenn Sie ein positives Ergebnis bei einem Schwangerschaftstest zu Hause erhalten haben, besteht der nächste Schritt darin, einen Termin bei Ihrem Arzt zu vereinbaren, um die Schwangerschaft bestätigen zu lassen. Dieser erste Besuch ist entscheidend, um einen Ausgangswert für Ihren Gesundheitszustand zu ermitteln und die bestmögliche Betreuung für Sie und Ihr Baby während der gesamten Schwangerschaft sicherzustellen.

1. Krankengeschichte und körperliche Untersuchung

Bei Ihrem ersten vorgeburtlichen Besuch wird Ihr Arzt Ihre Krankengeschichte überprüfen und eine körperliche Untersuchung durchführen. Er wird Sie nach Folgendem fragen:

- Ihr Menstruationszyklus und das Datum Ihrer letzten Periode
- Alle früheren Schwangerschaften und deren Ausgang
- Ihre Krankengeschichte, einschließlich chronischer Erkrankungen, Operationen und Medikamente
- Familienanamnese, einschließlich genetischer Störungen
- Lebensstilfaktoren wie Ernährung, Bewegung und Substanzkonsum

Die körperliche Untersuchung kann die Überprüfung Ihres Gewichts, Ihres Blutdrucks und Ihres allgemeinen Gesundheitszustands umfassen, um eine Grundlage für die Überwachung Ihrer Schwangerschaft zu schaffen.

2. Bestätigungstests

Ihr Arzt wird zusätzliche Tests durchführen, um die Schwangerschaft zu bestätigen und Ihren Gesundheitszustand zu beurteilen. Dazu können gehören:

- **Bluttests** : Ein Bluttest kann eine Schwangerschaft durch Messung des hCG- Spiegels bestätigen. Quantitative hCG- Tests können Informationen über die genaue Menge an hCG in Ihrem Blut liefern, was bei der Schätzung des Schwangerschaftsalters hilfreich sein kann.
- **Ultraschall** : Ein Ultraschall kann eine visuelle Bestätigung der Schwangerschaft liefern. In den frühen Stadien kann ein transvaginaler Ultraschall verwendet werden, um ein klares Bild der Gebärmutter zu erhalten und das Vorhandensein einer Fruchtblase und später eines fetalen Herzschlags zu bestätigen.
- **Urintests** : Ähnlich wie Schwangerschaftstests zu Hause können auch Urintests beim Arzt den hCG- Spiegel ermitteln und so eine Schwangerschaft bestätigen.

3. Diskussion über Gesundheit und Lebensstil

Ihr Arzt wird verschiedene Aspekte Ihrer Gesundheit und Ihres Lebensstils besprechen, um eine gesunde Schwangerschaft zu gewährleisten. Themen können sein:

- **Ernährung und Nahrungsergänzungsmittel** : Empfehlungen für eine ausgewogene Ernährung und die Bedeutung der Einnahme von Vitaminen für Schwangere, einschließlich Folsäure und Eisen.
- **Bewegung** : Sichere Trainingsroutinen zur Erhaltung von Gesundheit und Fitness während der Schwangerschaft.
- **Vermeidung schädlicher Substanzen** : Anleitung zur Vermeidung von Alkohol, Rauchen, Freizeitdrogen und anderen schädlichen Substanzen.
- **Umgang mit Vorerkrankungen** : So gehen Sie während der Schwangerschaft mit chronischen Erkrankungen wie Diabetes oder Bluthochdruck um.
- **Psychische Gesundheit** : Gehen Sie auf alle Bedenken hinsichtlich Stress, Angstzuständen oder Depressionen ein und besprechen Sie Ressourcen zur Unterstützung der psychischen Gesundheit.

4. Planung zukünftiger Besuche

Ihr Arzt wird einen Zeitplan für zukünftige Vorsorgeuntersuchungen erstellen. Regelmäßige

Kontrolluntersuchungen sind wichtig, um den Verlauf Ihrer Schwangerschaft zu überwachen und eventuell auftretende Probleme zu klären. Normalerweise haben Sie im ersten und zweiten Trimester monatliche Kontrolluntersuchungen, die sich mit Näherrücken des Geburtstermins in immer kürzeren Abständen wiederholen.

Überblick über das erste Trimester

Das erste Trimester der Schwangerschaft, das von der ersten bis zur zwölften Woche dauert, ist sowohl für Sie als auch für Ihr sich entwickelndes Baby eine kritische Phase. Während dieser Zeit finden bedeutende Veränderungen in Ihrem Körper statt und die Grundlagen für das Wachstum und die Entwicklung Ihres Babys werden gelegt.

1. Frühe Entwicklung

In den ersten Wochen der Schwangerschaft nistet sich die befruchtete Eizelle in der Gebärmutterschleimhaut ein und beginnt, sich zu einem Embryo zu entwickeln. Am Ende des ersten Monats besteht der Embryo aus drei Schichten: Ektoderm, Mesoderm und Endoderm, die die Organe und Gewebe des Babys bilden. Auch das Neuralrohr, aus dem sich Gehirn und Rückenmark entwickeln, beginnt sich zu bilden.

2. Hormonelle Veränderungen

Das erste Trimester ist durch erhebliche hormonelle Veränderungen gekennzeichnet, die die Schwangerschaft unterstützen. Die Werte von hCG , Progesteron und Östrogen steigen schnell an. Diese Hormone sind für viele der frühen Schwangerschaftssymptome wie Übelkeit, Brustspannen und Müdigkeit verantwortlich.

3. Entwicklungsmeilensteine

- **Woche 4–5** : Das Herz beginnt zu schlagen und die Grundstrukturen des Gehirns, des Rückenmarks und der Hauptorgane beginnen sich zu entwickeln.
- **Woche 6-7** : Die Gesichtszüge des Embryos beginnen sich zu bilden, einschließlich Augen, Nase und Mund. Arme und Beine beginnen zu sprießen.
- **Woche 8-10** : Der Embryo wird jetzt als Fötus bezeichnet. Wichtige Organe wie Nieren und Leber entwickeln sich weiter. Finger und Zehen beginnen sich zu bilden und der Fötus beginnt sich zu bewegen, obwohl Sie es noch nicht spüren.
- **Woche 11-12** : Die lebenswichtigen Organe des Fötus sind vollständig ausgebildet und entwickeln sich während der gesamten Schwangerschaft weiter. Die äußeren Geschlechtsorgane des Babys beginnen deutliche männliche oder weibliche Merkmale zu

zeigen, obwohl sie im Ultraschall möglicherweise noch nicht sichtbar sind.

4. Häufige Symptome

- **Übelkeit und Erbrechen** : Diese Symptome werden oft als morgendliche Übelkeit bezeichnet. Sie können zu jeder Tageszeit auftreten und sind normalerweise im ersten Trimester am stärksten.
- **Müdigkeit** : Erhöhte Progesteronwerte und die Energie, die Ihr Körper zur Unterstützung der Schwangerschaft verwendet, können zu erheblicher Müdigkeit führen.
- **Häufiges Wasserlassen** : Die wachsende Gebärmutter und die erhöhte Durchblutung im Beckenbereich können zu häufigeren Toilettengängen führen.
- **Veränderungen der Brust** : Hormonelle Veränderungen können dazu führen, dass Ihre Brüste empfindlich, geschwollen und empfindlicher werden.
- **Stimmungsschwankungen** : Hormonschwankungen können Ihre Emotionen beeinflussen und zu Stimmungsschwankungen führen.
- **Abneigung und Heißhunger auf bestimmte Nahrungsmittel** : Veränderungen Ihres Geschmacks- und Geruchssinns können dazu führen, dass Sie eine starke Abneigung oder ein starkes

Verlangen nach bestimmten Nahrungsmitteln entwickeln.

5. Wichtige Gesundheitspraktiken

Die Einhaltung guter Gesundheitspraktiken während des ersten Trimesters ist für das Wohlbefinden von Ihnen und Ihrem Baby von entscheidender Bedeutung. Hier sind einige wichtige Praktiken, die Sie befolgen sollten:

- **Ausgewogene Ernährung** : Achten Sie darauf, dass Sie eine Vielzahl nährstoffreicher Lebensmittel zu sich nehmen, darunter Obst, Gemüse, Vollkornprodukte, magere Proteine und Milchprodukte. Vermeiden Sie Lebensmittel, die ein Risiko für durch Lebensmittel verursachte Krankheiten darstellen, wie rohes oder nicht durchgegartes Fleisch, nicht pasteurisierte Milchprodukte und bestimmte Fischarten mit hohem Quecksilbergehalt.
- **Flüssigkeitszufuhr** : Trinken Sie viel Wasser, um ausreichend hydriert zu bleiben. Dies unterstützt die Blutversorgung und die Produktion von Fruchtwasser.
- **Pränatale Vitamine** : Nehmen Sie weiterhin pränatale Vitamine ein, um sicherzustellen, dass Sie und Ihr Baby wichtige Nährstoffe wie Folsäure, Eisen und Kalzium erhalten.

- **Bewegung** : Treiben Sie regelmäßig moderate Bewegung wie Gehen, Schwimmen oder Schwangerschaftsyoga, um Ihre Fitness zu erhalten und Stress abzubauen.
- **Vermeiden Sie schädliche Substanzen** : Rauchen Sie nicht, trinken Sie keinen Alkohol und nehmen Sie keine Freizeitdrogen. Schränken Sie Ihren Koffeinkonsum ein und vermeiden Sie den Kontakt mit giftigen Chemikalien und Strahlung.
- **Ruhe und Entspannung** : Hören Sie auf Ihren Körper und ruhen Sie sich viel aus. Üben Sie stressreduzierende Techniken wie tiefes Atmen, Meditation oder sanftes Dehnen.

6. Häufige Bedenken und Komplikationen

Obwohl die meisten Schwangerschaften ohne größere Probleme verlaufen, ist es wichtig, sich der möglichen Sorgen und Komplikationen bewusst zu sein, die im ersten Trimester auftreten können. Eine frühzeitige Diagnose und Behandlung kann die Ergebnisse deutlich verbessern.

- **Fehlgeburt** : Das Risiko einer Fehlgeburt ist im ersten Trimester am höchsten. Zu den Symptomen können starke Blutungen, starke Krämpfe und Gewebeabgang gehören. Wenn Sie diese Symptome bemerken, wenden Sie sich sofort an Ihren Arzt.

- **Eileiterschwangerschaft** : Eine Eileiterschwangerschaft liegt vor, wenn sich die befruchtete Eizelle außerhalb der Gebärmutter einnistet, normalerweise im Eileiter. Zu den Symptomen gehören starke Bauchschmerzen, Schulterschmerzen und leichte bis starke Vaginalblutungen. Eine Eileiterschwangerschaft ist ein medizinischer Notfall und erfordert sofortige Behandlung.

- **Hyperemesis gravidarum** : Dieser Zustand ist durch starke Übelkeit und Erbrechen gekennzeichnet, was zu Dehydration und Gewichtsverlust führt. Es ist intensiver als die typische Morgenübelkeit und kann einen medizinischen Eingriff erfordern.

- **Schwangerschaftsdiabetes** : Obwohl er häufiger erst später in der Schwangerschaft diagnostiziert wird, kann er bei manchen Frauen auch schon früher auftreten. Es ist wichtig, den Blutzuckerspiegel durch Ernährung, Bewegung und, falls erforderlich, Medikamente zu kontrollieren.

7. Vorbereitung auf die nächsten Trimester

Das erste Trimester ist nur der Anfang Ihrer Schwangerschaft. Im zweiten und dritten Trimester werden Sie neue Veränderungen und Meilensteine erleben. Es ist wichtig, weiterhin regelmäßig zur

Schwangerschaftsvorsorge zu gehen, einen gesunden Lebensstil zu pflegen und über Ihre Schwangerschaft auf dem Laufenden zu bleiben.

Indem Sie frühe Schwangerschaftssymptome erkennen, Ihre Schwangerschaft von einem Arzt bestätigen lassen und wissen, was Sie im ersten Trimester erwartet, unternehmen Sie wichtige Schritte in Richtung einer gesunden und selbstbewussten Schwangerschaft. Jede Schwangerschaft ist einzigartig und wenn Sie informiert und proaktiv bleiben, können Sie das bestmögliche Ergebnis für sich und Ihr Baby erzielen.

Die ersten Phasen der Schwangerschaft sind von einer Mischung aus Aufregung, Vorfreude und manchmal auch Ungewissheit geprägt. Wenn Sie die frühen Anzeichen und Symptome einer Schwangerschaft verstehen und erkennen, einen zuverlässigen Schwangerschaftstest machen, die Schwangerschaft von Ihrem Arzt bestätigen lassen und wissen, was Sie im ersten Trimester erwartet, können Sie diese Zeit mit mehr Selbstvertrauen und Leichtigkeit meistern. Denken Sie daran, auf sich selbst aufzupassen, sich bei Bedarf Unterstützung zu holen und die bevorstehende Reise mit Positivität und Hoffnung anzugehen.

Kapitel 13: Ressourcen und Support

Der Weg zum Elternsein ist aufregend und überwältigend zugleich. Um diese Zeit mit Zuversicht und Seelenfrieden zu meistern, ist der Zugang zu zuverlässigen Ressourcen und Unterstützungssystemen entscheidend. In diesem Kapitel finden Sie eine kuratierte Liste empfohlener Bücher und Websites, Informationen zu Selbsthilfegruppen und -gemeinschaften, Hinweise zur Suche nach einem Gesundheitsdienstleister und Antworten auf häufig gestellte Fragen.

Empfohlene Bücher und Websites

Bücher

1. **Was Sie während der Schwangerschaft erwartet von Heidi Murkoff** Dieses klassische Buch ist für viele werdende Eltern ein unverzichtbarer Ratgeber. Es deckt alle Phasen der Schwangerschaft ab und bietet umfassende Informationen zu körperlichen Veränderungen, Schwangerschaftsvorsorge und was Sie während der Wehen und der Entbindung erwartet. Die neueste Ausgabe enthält die aktuellsten medizinischen Ratschläge und spiegelt aktuelle Trends in Bezug auf Schwangerschaft und Geburt wider.

2. **Der Mayo Clinic-Leitfaden für eine gesunde Schwangerschaft von der Mayo Clinic** Dieser Leitfaden wurde von Experten der Mayo Clinic geschrieben und bietet evidenzbasierte Informationen zur Schwangerschaft. Er deckt alles von der Empfängnis bis zur Nachsorge ab und enthält ausführliche Kapitel zur Entwicklung des Fötus, häufigen Schwangerschaftssymptomen und Geburtsoptionen.

3. **Ina Mays Leitfaden zur Geburt von Ina May Gaskin** Ina May Gaskin, eine renommierte Hebamme, teilt in diesem ermutigenden Buch ihr Wissen und ihre Erfahrung. Es betont die natürliche Geburt und enthält inspirierende Geburtsgeschichten, praktische Ratschläge und Informationen über die Vorteile der Hebammenbetreuung.

4. **„Expecting Better" von Emily Oster** Die Ökonomin Emily Oster untersucht die Daten, die gängigen Schwangerschaftsratschlägen zugrunde liegen. Dieses Buch bietet einen rationalen Ansatz zur Schwangerschaft und hilft werdenden Eltern, fundierte Entscheidungen auf der Grundlage statistischer Beweise und nicht auf der Grundlage von Mythen oder Missverständnissen zu treffen.

5. **Die Schwangerschaftsenzyklopädie von Dr. Paula Amato** Diese Enzyklopädie ist eine umfassende Quelle, die alle Aspekte der Schwangerschaft

abdeckt. Sie enthält ausführliche Einträge zu verschiedenen Themen, illustrierte Anleitungen und Expertenratschläge von medizinischem Fachpersonal.

Websites

1. **American Pregnancy Association** (www.americanpregnancy.org) Diese Website bietet eine Fülle von Informationen zu Schwangerschaft, Geburt und reproduktiver Gesundheit. Sie enthält Artikel zu Ernährung, Schwangerschaftsvorsorge, Wehen und Entbindung sowie Nachsorge.

2. **The Bump (** www.thebump.com) The Bump bietet personalisierte Inhalte und Tools für werdende Eltern. Es enthält wöchentliche Updates zur Entwicklung des Fötus, Checklisten und ein Community-Forum, in dem Eltern Kontakte knüpfen und Erfahrungen austauschen können.

3. **BabyCenter (** www.babycenter.com) BabyCenter ist eine umfassende Ressource für Schwangerschaft und Elternschaft. Es bietet Expertenrat, interaktive Tools und Community-Unterstützung. Die Website deckt ein breites Themenspektrum ab, darunter Fruchtbarkeit, Schwangerschaftssymptome und Babypflege.

4. **Schwangerschaft der Mayo Clinic (** www.mayoclinic.org/pregnancy **)** Der Schwangerschaftsbereich der Mayo Clinic bietet zuverlässige, evidenzbasierte Informationen zu allen Aspekten der Schwangerschaft. Er enthält von medizinischen Fachkräften verfasste Artikel zur Schwangerschaftsvorsorge, zur Entwicklung des Fötus sowie zu Wehen und Entbindung.

5. **What to Expect (** www.whattoexpect.com **)** Diese Website, die auf dem beliebten Buch basiert, bietet wöchentliche Schwangerschaftsupdates, Expertenratschläge und eine unterstützende Community für werdende Eltern. Sie deckt ein breites Themenspektrum ab, darunter Ernährung, Bewegung und Geburtsvorbereitung.

Selbsthilfegruppen und -gemeinschaften

Online-Selbsthilfegruppen

1. **BabyCenter-Community** Die BabyCenter-Community ist eines der größten Online-Foren für werdende und junge Eltern. Sie bietet verschiedene Gruppen, die auf Geburtsterminen, spezifischen Interessen und Erziehungsstilen basieren. Mitglieder können Fragen stellen, Erfahrungen austauschen und sich gegenseitig unterstützen.

2. **Was Sie erwartet Gemeinschaft** Die What to Expect Community bietet Eltern eine Plattform, auf der sie sich vernetzen, Ratschläge austauschen und sich während der Schwangerschaft und der Elternschaft gegenseitig unterstützen können. Die Site umfasst Gruppen, die auf Entbindungsterminen, geografischen Standorten und spezifischen Themen wie Stillen oder Schlaftraining basieren.

3. **Die Bump-Community** Die Bump Community bietet eine Reihe von Foren, in denen werdende und frischgebackene Eltern verschiedene Themen rund um Schwangerschaft und Elternschaft diskutieren können. Die Site enthält auch Tools zur Verfolgung des Schwangerschaftsverlaufs und zur Planung der Ankunft des Babys.

4. **Reddit- Foren zu Elternschaft und Schwangerschaft** Reddit beherbergt mehrere aktive Communities zum Thema Schwangerschaft und Elternschaft, darunter r/pregnancy und r/parenting. Diese Foren bieten Eltern eine Plattform, um Fragen zu stellen, Geschichten auszutauschen und Unterstützung von anderen zu finden, die ähnliche Erfahrungen machen.

Persönliche Selbsthilfegruppen

1. **La Leche League International (www.llli.org)** La Leche League bietet stillenden Eltern Unterstützung

und Aufklärung. Die Organisation bietet lokale Selbsthilfegruppen an, in denen sich Eltern persönlich treffen können, um Erfahrungen auszutauschen, Fragen zu stellen und von ausgebildeten Leitern beraten zu werden.

2. **Meetup** (www.meetup.com) Meetup ist eine Plattform, die Menschen hilft, lokale Gruppen mit gemeinsamen Interessen zu finden und ihnen beizutreten. Werdende und junge Eltern können Meetup nutzen, um lokale Elterngruppen, Kurse für Schwangerschaftsgymnastik und andere unterstützende Communities zu finden.

3. **Selbsthilfegruppen in Krankenhäusern und Geburtszentren** Viele Krankenhäuser und Geburtszentren bieten Selbsthilfegruppen für werdende und junge Eltern an. Diese Gruppen umfassen oft Geburtsvorbereitungskurse, Stillberatung und Unterstützung nach der Geburt. Fragen Sie Ihren Arzt oder das örtliche Krankenhaus nach verfügbaren Ressourcen.

Spezialisierter Support

1. **Postpartum Support International** (www.postpartum.net) Postpartum Support International bietet Ressourcen und Unterstützung für Eltern, die an postpartalen Depressionen und anderen perinatalen Stimmungsstörungen leiden. Die

Organisation bietet Online-Selbsthilfegruppen, eine Helpline und Informationen zur Suche nach lokalen Ressourcen.

2. **Resolve: Die National Infertility Association (** www.resolve.org **)** Resolve bietet Unterstützung und Aufklärung für Einzelpersonen und Paare, die unter Unfruchtbarkeit leiden. Die Organisation bietet Online-Selbsthilfegruppen, Bildungsressourcen und Informationen zur Suche nach lokalen Selbsthilfegruppen und Unfruchtbarkeitsspezialisten.

Einen Gesundheitsdienstleister finden

Die Wahl des richtigen Gesundheitsdienstleisters ist ein entscheidender Schritt, um eine gesunde und sichere Schwangerschaft zu gewährleisten. Egal, ob Sie einen Geburtshelfer, eine Hebamme oder einen Hausarzt bevorzugen, es ist wichtig, einen Anbieter zu finden, der Ihren Werten und Bedürfnissen entspricht. Hier sind einige Tipps, die Ihnen bei der Suche nach dem richtigen Gesundheitsdienstleister helfen:

1. **Informieren Sie sich über unterschiedliche Anbietertypen**
   - **Geburtshelfer (Gynäkologen)** : Ärzte, die auf Schwangerschaft, Geburt und reproduktive Gesundheit von Frauen spezialisiert sind.

- **Hebammen** : Gesundheitsfachkräfte, die während der Schwangerschaft, der Geburt und nach der Geburt für Betreuung sorgen. Sie legen oft Wert auf eine natürliche Geburt und bieten eine individuelle, ganzheitliche Betreuung.
- **Hausärzte** : Allgemeinmediziner, die Einzelpersonen und Familien aller Altersgruppen betreuen, einschließlich der pränatalen und postnatalen Betreuung.

2. **Berücksichtigen Sie Ihre Bedürfnisse und Vorlieben**

- Überlegen Sie, welche Art von Geburtserlebnis Sie sich wünschen (z. B. Krankenhausgeburt, Hausgeburt, Geburtshaus).
- Berücksichtigen Sie etwaige besondere medizinische Bedürfnisse oder Erkrankungen, die eine spezielle Behandlung erfordern könnten.
- Legen Sie Ihre Präferenzen für die Schwangerschaftsvorsorge fest, beispielsweise die Häufigkeit der Besuche und die Art der Tests und Untersuchungen, mit denen Sie sich wohl fühlen.

3. **Bitten Sie um Empfehlungen**

- Holen Sie sich Empfehlungen von Freunden, Familie oder Kollegen, die positive Erfahrungen mit ihren Gesundheitsdienstleistern gemacht haben.

- Treten Sie lokalen Elterngruppen oder Online-Foren bei und fragen Sie andere werdende Eltern nach Empfehlungen.

4. Überprüfen Sie Referenzen und Erfahrung

- Stellen Sie sicher, dass der Gesundheitsdienstleister über eine Zulassung und Facharztprüfung für sein Fachgebiet verfügt.
- Informieren Sie sich über deren Erfahrung und Spezialgebiete, wie etwa Risikoschwangerschaften oder natürliche Geburten.

5. Beratungstermin vereinbaren

- Vereinbaren Sie Beratungsgespräche mit potenziellen Anbietern, um Ihre Schwangerschaftspläne zu besprechen und Fragen zu deren Ansatz zur Schwangerschaftsvorsorge und Geburt zu stellen.
- Nutzen Sie diese Gelegenheit, um ihren Kommunikationsstil, ihr Verhalten am Krankenbett und ihre Bereitschaft, auf Ihre Anliegen einzugehen, zu beurteilen.

6. Bewerten Sie Komfort und Vertrauen

- Wählen Sie einen Anbieter, zu dem Sie sich wohl fühlen und zu dem Sie eine vertrauensvolle Beziehung aufbauen können.

- Vertrauen Sie Ihrem Instinkt. Wenn Sie sich unwohl oder im Stich gelassen fühlen, ist es vielleicht das Beste, Ihre Suche fortzusetzen.

7. **Berücksichtigen Sie Krankenhauszugehörigkeiten**

- Wenn Sie eine Entbindung im Krankenhaus planen, vergewissern Sie sich, dass Ihr Arzt in Ihrem Wunschkrankenhaus über entsprechende Privilegien verfügt.

- Informieren Sie sich über die Richtlinien, Einrichtungen und Unterstützungsdienste des Krankenhauses, beispielsweise Stillberaterinnen und Nachsorge.

Häufig gestellte Fragen

1. **Wann sollte ich mit der Einnahme von Schwangerschaftsvitaminen beginnen?**

- Es wird empfohlen, mindestens drei Monate vor dem Kinderwunsch mit der Einnahme von pränatalen Vitaminen zu beginnen. Dadurch wird sichergestellt, dass Ihr Körper über ausreichend wichtige Nährstoffe wie Folsäure verfügt, die Neuralrohrdefekte beim Baby verhindern.

2. **Wie oft sollte ich während der Schwangerschaft meinen Arzt aufsuchen?**

- Normalerweise haben Sie im ersten und zweiten Trimester monatliche Vorsorgeuntersuchungen, im dritten Trimester zweiwöchentliche und im letzten Schwangerschaftsmonat wöchentliche Vorsorgeuntersuchungen. Ihr Arzt kann den Zeitplan an Ihre speziellen Bedürfnisse und eventuell auftretende Komplikationen anpassen.

3. Was sollte ich während der Schwangerschaft vermeiden?

- Vermeiden Sie Rauchen, Alkohol und Freizeitdrogen. Begrenzen Sie die Koffeinaufnahme auf nicht mehr als 200 Milligramm pro Tag. Vermeiden Sie rohes oder nicht durchgegartes Fleisch, quecksilberreichen Fisch, nicht pasteurisierte Milchprodukte und bestimmte Arten von Weichkäse. Wenden Sie sich an Ihren Arzt, um eine umfassende Liste der zu vermeidenden Lebensmittel und Substanzen zu erhalten.

4. Wie kann ich die morgendliche Übelkeit bewältigen?

- Essen Sie über den Tag verteilt mehrere kleine Mahlzeiten. Vermeiden Sie Nahrungsmittel und Gerüche, die Übelkeit auslösen. Trinken Sie ausreichend und trinken Sie Ingwertee oder essen Sie Ingwerbonbons. Ruhen Sie sich aus und vermeiden Sie plötzliche Bewegungen. Wenn die Morgenübelkeit stark ist, wenden Sie sich an

Ihren Arzt, um weitere Behandlungen oder Medikamente zu erhalten.

5. **Was sind die Anzeichen der Wehen?**

- Anzeichen für Wehen sind regelmäßige Kontraktionen, die häufiger und intensiver werden, Schmerzen im unteren Rücken, Krämpfe, das Abgehen des Schleimpfropfs und der Blasensprung. Wenn Sie eines dieser Anzeichen bemerken, wenden Sie sich an Ihren Arzt.

6. **Kann ich während der Schwangerschaft Sport treiben?**

- Ja, regelmäßige Bewegung ist während der Schwangerschaft von Vorteil. Streben Sie mindestens 150 Minuten mäßig intensive Bewegung pro Woche an, wie z. B. Gehen, Schwimmen oder Schwangerschaftsyoga. Vermeiden Sie nach dem ersten Trimester stoßintensive Aktivitäten, Kontaktsportarten und Übungen, bei denen Sie auf dem Rücken liegen. Konsultieren Sie immer Ihren Arzt, bevor Sie mit einem neuen Trainingsprogramm beginnen.

7. **Wie kann ich mich auf das Stillen vorbereiten?**

- Nehmen Sie an einem Stillkurs oder -workshop teil, um mehr über die richtige Technik und häufige Herausforderungen zu erfahren. Investieren Sie in eine hochwertige Milchpumpe und Still-BHs. Schaffen Sie zu Hause einen angenehmen Stillplatz. Wenden Sie sich an eine Stillberaterin für persönliche Unterstützung und Beratung.

8. Was sollte ich in meine Krankenhaustasche packen?

- Zu den wichtigsten Dingen gehören Ihr Ausweis und Ihre Versicherungsdaten, ein Geburtsplan, bequeme Kleidung, Hygieneartikel, ein Telefonladegerät, Snacks und Dinge für das Baby wie Kleidung, Windeln und eine Decke. Denken Sie daran, Dinge für den Geburtskomfort einzupacken, wie einen Gymnastikball, Musik und ätherische Öle.

9. Wie kann ich Stress während der Schwangerschaft bewältigen?

- Üben Sie Entspannungstechniken wie tiefes Atmen, Meditation und Schwangerschaftsyoga. Achten Sie auf einen gesunden Lebensstil mit ausgewogener Ernährung und regelmäßiger Bewegung. Suchen Sie Unterstützung bei Ihrem Partner, Ihrer Familie und Ihren Freunden. Wenn der Stress zu groß wird, sollten Sie mit einem Psychologen sprechen.

10. Was soll ich tun, wenn ich eine Risikoschwangerschaft habe?

- Befolgen Sie die Empfehlungen Ihres Arztes genau. Nehmen Sie alle Vorsorgeuntersuchungen wahr und lassen Sie sich, wie empfohlen, weiteren Tests oder Vorsorgeuntersuchungen unterziehen. Führen Sie einen gesunden Lebensstil und vermeiden Sie Aktivitäten oder Substanzen, die das Risiko erhöhen könnten. Suchen Sie bei Bedarf Unterstützung bei Spezialisten, z. B. einem Facharzt für Mutter-Kind-Medizin.

Der Zugang zu zuverlässigen Ressourcen und Unterstützung ist für eine gesunde und selbstbewusste Schwangerschaft von entscheidender Bedeutung. Indem Sie die empfohlenen Bücher, Websites und Selbsthilfegruppen nutzen und einen vertrauenswürdigen Gesundheitsdienstleister finden, können Sie sicherstellen, dass Sie gut auf die Herausforderungen und Freuden der Schwangerschaft vorbereitet sind. Denken Sie daran, dass jede Schwangerschaft einzigartig ist und es wichtig ist, informiert zu bleiben, Fragen zu stellen und bei Bedarf Unterstützung zu suchen. Herzlichen Glückwunsch zu Ihrer Schwangerschaft und wir wünschen Ihnen eine reibungslose und freudige Reise in die Elternschaft.

Abschluss

Abschließende Gedanken und Ermutigung

Wenn Sie sich auf die unglaubliche Reise der Schwangerschaft begeben, ist es wichtig, sich bewusst zu machen, welche tiefgreifenden Auswirkungen diese Zeit auf Ihr Leben haben wird. Eine Schwangerschaft ist nicht nur ein körperlicher Prozess, sondern eine transformierende Erfahrung, die Ihre emotionale und geistige Landschaft neu formt. In diesem Buch möchten wir Ihnen das Wissen und die Werkzeuge vermitteln, die Sie brauchen, um diese Reise mit Zuversicht und Anmut zu meistern.

Das Verständnis der Feinheiten der Gesundheit vor der Empfängnis, der Bedeutung von Anpassungen des Lebensstils und der Bedeutung der mentalen und emotionalen Vorbereitung sind allesamt wichtige Bestandteile einer gesunden und erfüllten Schwangerschaft. Jedes Kapitel wurde so konzipiert, dass es Ihnen umfassende Informationen und praktische Ratschläge liefert und Ihnen hilft, bei jedem Schritt fundierte Entscheidungen zu treffen.

Eine Schwangerschaft ist für jeden Einzelnen und jedes Paar eine einzigartige Erfahrung. Die Reise kann zwar ihre Herausforderungen mit sich bringen, ist aber auch voller Momente der Freude, Vorfreude und tiefer Verbundenheit.

Denken Sie im weiteren Verlauf daran, dass es in Ordnung ist, Hilfe zu suchen, Fragen zu stellen und sich auf Ihr Unterstützungsnetzwerk zu stützen. Ihre Gesundheitsdienstleister, Familie und Freunde sind unschätzbare Ressourcen, die bereit sind, Sie durch diesen lebensverändernden Prozess zu begleiten.

Es ist auch wichtig, nett zu sich selbst zu sein. Der Weg zum Elternsein ist ein Marathon, kein Sprint. Es wird Tage voller Aufregung und Tage voller Ungewissheit geben, aber jeder Schritt bringt Sie Ihrem Baby näher. Feiern Sie die kleinen Siege, würdigen Sie Ihre Bemühungen und vertrauen Sie darauf, dass Sie mit allem fertig werden, was auf Sie zukommt.

Ich freue mich auf die bevorstehende Reise

Der Weg zur Elternschaft ist mit vielen Meilensteinen gespickt. Von dem Moment an, in dem Sie zum ersten Mal vermuten, schwanger zu sein, über die Trimester bis hin zur Geburt Ihres Kindes bietet jede Phase neue Erfahrungen und Herausforderungen. Es ist wichtig, informiert und proaktiv zu bleiben und im Verlauf Ihrer Schwangerschaft kontinuierlich zu lernen und sich anzupassen.

Erstes Trimester: Diese Anfangsphase ist oft von Aufregung und erheblichen körperlichen Veränderungen geprägt. Es ist an der Zeit, gesunde Gewohnheiten zu etablieren, regelmäßige Vorsorgeuntersuchungen wahrzunehmen und sich auf die kommenden Monate vorzubereiten. Morgenübelkeit, Müdigkeit und andere frühe Schwangerschaftssymptome können mit der richtigen Pflege und Aufmerksamkeit für die Bedürfnisse Ihres Körpers in den Griff bekommen werden.

Zweites Trimester: Das zweite Trimester wird oft als die „goldene Zeit" der Schwangerschaft bezeichnet und bringt normalerweise eine Linderung früher Symptome und einen Energieschub. Es ist ein ausgezeichneter Zeitpunkt, um mit der Planung für die Ankunft Ihres Babys zu beginnen, einschließlich der Einrichtung des Kinderzimmers, der Teilnahme an Geburtsvorbereitungskursen und der weiteren Überwachung Ihrer Gesundheit und Ihres Wohlbefindens.

Drittes Trimester: Wenn Sie sich den letzten Phasen der Schwangerschaft nähern, konzentrieren Sie sich auf die Vorbereitung auf Wehen und Geburt. Nehmen Sie regelmäßig an Vorsorgeuntersuchungen teil, besprechen Sie Ihren Geburtsplan mit Ihrem Arzt und stellen Sie sicher, dass Sie alles für die Ankunft Ihres Babys bereit haben. Es ist auch eine Zeit, in der Sie sich auf Ruhe und Selbstpflege konzentrieren sollten, da Ihr Körper Energie für die bevorstehende Geburt sparen muss.

Wehen und Entbindung: Diese Phase kann sowohl aufregend als auch herausfordernd sein. Ein gut durchdachter Geburtsplan, das Verständnis Ihrer Möglichkeiten zur Schmerzbehandlung und das Wissen, was Sie während der Wehen erwartet, können Ängste lindern und für eine reibungslosere Erfahrung sorgen. Vertrauen Sie auf die Fähigkeit Ihres Körpers, zu gebären, und verlassen Sie sich auf Ihr Unterstützungsteam, das Sie ermutigt und unterstützt.

Wochenbett: Die Reise endet nicht mit der Geburt Ihres Babys. Das Wochenbett ist eine kritische Zeit der Genesung und Anpassung. Konzentrieren Sie sich auf Ihre körperliche Genesung, Ihr emotionales Wohlbefinden und die Anpassung an die neuen Anforderungen der Elternschaft. Suchen Sie Unterstützung bei Gesundheitsdienstleistern, Familie und Freunden, um diesen Übergang erfolgreich zu meistern.

Während dieser Zeit ist es wichtig, mit Ihrem Partner in Verbindung zu bleiben, offen über Ihre Erfahrungen zu sprechen und sich gegenseitig zu unterstützen. Der Aufbau einer starken Partnerschaft wird Ihnen nicht nur während der Schwangerschaft helfen, sondern auch eine solide Grundlage für Ihre Elternschaft legen.

Danksagung

Die Erstellung dieses Buches war eine Herzensangelegenheit und wäre ohne die Beiträge und die Unterstützung vieler Menschen nicht möglich gewesen. Wir möchten allen, die zur Entstehung dieses umfassenden Handbuchs beigetragen haben, unseren tiefsten Dank aussprechen.

Zuallererst möchten wir den medizinischen Fachkräften danken, die uns großzügig ihr Fachwissen und ihre Erkenntnisse zur Verfügung gestellt haben. Ihre Beiträge waren von unschätzbarem Wert und haben dazu beigetragen, dass die präsentierten Informationen korrekt, relevant und aktuell sind.

Wir sind auch den vielen Eltern unendlich dankbar, die ihre persönlichen Erfahrungen und Geschichten mit uns geteilt haben. Ihre Offenheit und Ehrlichkeit haben diesem Buch eine reiche, menschliche Note verliehen und es für unsere Leser nachvollziehbar und spannend gemacht. Ihre Erfahrungen inspirieren uns und erinnern uns an die einzigartigen und vielfältigen Wege zur Elternschaft.

Unser Dank gilt dem Team aus Redakteuren, Designern und Verlegern, die unermüdlich daran gearbeitet haben, dieses Buch zu verwirklichen. Ihr Engagement, Ihre Kreativität und Ihre Liebe zum Detail haben dieses Projekt zu einem Erfolg gemacht. Vielen Dank für Ihre harte Arbeit und Ihr Engagement für Spitzenleistungen.

Ein herzliches Dankeschön an unsere Familien und Freunde für ihre unermüdliche Unterstützung und Ermutigung während des gesamten Prozesses. Ihr Glaube an dieses Projekt und Ihr Verständnis für die unzähligen investierten Stunden waren eine Quelle der Kraft und Motivation.

Abschließend möchten wir Ihnen, dem Leser, unseren tiefsten Dank aussprechen. Ihre Entscheidung, sich auf diese Reise zu begeben und nach Wissen und Führung zu suchen, ist lobenswert. Wir hoffen, dass dieses Buch Ihnen als wertvolle Ressource dient und Ihnen das Selbstvertrauen und die Unterstützung bietet, die Sie brauchen, um Schwangerschaft und Elternschaft zu meistern.

Zusammenfassend lässt sich sagen, dass der Weg zum Elternsein eine der tiefgreifendsten und transformierendsten Erfahrungen im Leben ist. Indem Sie proaktiv vorgehen, Unterstützung suchen und auf dem Laufenden bleiben, schaffen Sie die Voraussetzungen für eine gesunde und erfüllte Schwangerschaft. Gehen Sie mit offenem Herzen auf diesen Weg, vertrauen Sie auf Ihre Fähigkeiten und wissen Sie, dass Sie nicht allein sind. Herzlichen Glückwunsch zu dieser unglaublichen Reise und wir wünschen Ihnen alles Gute bei der Vorbereitung auf die Geburt Ihres neuen Babys.

ICH HABE EINE BITTE

Lieber Leser,

Vielen Dank für Ihren Kauf! Wir hoffen, Ihnen hat das Buch gefallen. Über eine ehrliche Bewertung würden wir uns sehr freuen.

Ihr ehrliches Feedback ist für unser Wachstum unerlässlich und hilft uns zu verstehen, was Ihnen am wichtigsten ist. Indem Sie Ihre Gedanken mitteilen, helfen Sie nicht nur anderen Lesern, fundierte Entscheidungen zu treffen, sondern erhöhen auch die Sichtbarkeit dieses Buches.

Ihre Worte können andere inspirieren und leiten und so eine Community schaffen, die auf gemeinsamen Erkenntnissen und Verbindungen aufbaut. Lassen Sie uns gemeinsam bedeutungsvolle Kommunikation und die Schönheit herzlicher Äußerungen feiern.

Danke schön!